Stéphanie Dauver

Actualité du syndrome de Münchhausen par procuration

Stéphanie Dauver

Actualité du syndrome de Münchhausen par procuration

pseudologica fantastica

Presses Académiques Francophones

Impressum / Mentions légales
Bibliografische Information der Deutschen Nationalbibliothek: Die Deutsche Nationalbibliothek verzeichnet diese Publikation in der Deutschen Nationalbibliografie; detaillierte bibliografische Daten sind im Internet über http://dnb.d-nb.de abrufbar.
Alle in diesem Buch genannten Marken und Produktnamen unterliegen warenzeichen-, marken- oder patentrechtlichem Schutz bzw. sind Warenzeichen oder eingetragene Warenzeichen der jeweiligen Inhaber. Die Wiedergabe von Marken, Produktnamen, Gebrauchsnamen, Handelsnamen, Warenbezeichnungen u.s.w. in diesem Werk berechtigt auch ohne besondere Kennzeichnung nicht zu der Annahme, dass solche Namen im Sinne der Warenzeichen- und Markenschutzgesetzgebung als frei zu betrachten wären und daher von jedermann benutzt werden dürften.

Information bibliographique publiée par la Deutsche Nationalbibliothek: La Deutsche Nationalbibliothek inscrit cette publication à la Deutsche Nationalbibliografie; des données bibliographiques détaillées sont disponibles sur internet à l'adresse http://dnb.d-nb.de.
Toutes marques et noms de produits mentionnés dans ce livre demeurent sous la protection des marques, des marques déposées et des brevets, et sont des marques ou des marques déposées de leurs détenteurs respectifs. L'utilisation des marques, noms de produits, noms communs, noms commerciaux, descriptions de produits, etc, même sans qu'ils soient mentionnés de façon particulière dans ce livre ne signifie en aucune façon que ces noms peuvent être utilisés sans restriction à l'égard de la législation pour la protection des marques et des marques déposées et pourraient donc être utilisés par quiconque.

Coverbild / Photo de couverture: www.ingimage.com

Verlag / Editeur:
Presses Académiques Francophones
ist ein Imprint der / est une marque déposée de
OmniScriptum GmbH & Co. KG
Heinrich-Böcking-Str. 6-8, 66121 Saarbrücken, Deutschland / Allemagne
Email: info@presses-academiques.com

Herstellung: siehe letzte Seite /
Impression: voir la dernière page
ISBN: 978-3-8381-4536-5

Zugl. / Agréé par: Caen, université de médecine, 2001

Copyright / Droit d'auteur © 2014 OmniScriptum GmbH & Co. KG
Alle Rechte vorbehalten. / Tous droits réservés. Saarbrücken 2014

SOMMAIRE   pages

I : INTRODUCTION   4

II : HISTORIQUE
A- des descriptions de CHARCOT et DELAFOY à celle de ASHER : le syndrome de Munchausen :   6
B- syndrome de MEADOW et syndrome de POLLE : le syndrome de Munchausen par procuration :   8
c- biographie du baron de MüNCHHAUSEN et validité historique accordée à ce mythe :   9

III : DEFINITIONS ET NOSOGRAPHIE
A - Définitions :   12
B - Descriptions générales :   14
C - Nosographie :   16
D - Classification des SMPP selon le comportement opérant de l'inducteur et place des fausses allégations: 18
E - Les limites du SMPP   22
F - VERS L'EXTENSION DU SYNDROME : Cas particulier des fausses allégations d'abus sexuels: SMPP « contemporain » autrement appelé forme « sociale » ou « judiciaire » du SMPP :   24

IV : SIGNES CLINIQUES, MOYENS DIAGNOSTIQUES et PRONOSTIC du SMPP
A - Fréquence du SMPP :   30
B - Eléments de suspicion et signaux d'alarme :   31
C - Obstacles au diagnostic :   32
D – Symptomatologie factice :   34
E - Stratégie diagnostique :   38
F – Pronostic médical :   39

V : PSYCHOPATHOLOGIE
A- Profil type de l'inducteur du SMPP :   42
B - Fonctionnement familial :   44
C - Remarques sur l'archétype de la mauvaise mère :   45
D - Psychopathologie maternelle :   48
E - L'enfant et le concept de dépendance :   57
F - Le médecin, spectateur et acteur: 58

VI: CONCLUSION   60

VII: BIBLIOGRAPHIE   62

« Tout alla bien jusqu'à mon arrivée en Russie, où l'on n'a pas l'habitude d'aller à cheval en hiver. Comme mon principe est de me conformer toujours aux usages des pays où je me trouve, je pris un petit traîneau à un seul cheval, et je me dirigeais gaiement vers Saint-Pétersbourg. Je ne sais plus au juste si c'était en Estonie ou en Ingrie, mais je me souviens encore parfaitement que c'était au milieu d'une effroyable forêt, que je me vis poursuivi par un énorme loup, rendu plus rapide encore par l'aiguillon de la faim. Il m'eut bientôt rejoint ; il n'était plus possible de lui échapper : je m'étendis machinalement au fond du traîneau, et laissai mon cheval se tirer d'affaire et agir au mieux de mes intérêts. Il arriva ce que je présumais, mais que je n'osais espérer. Le loup, sans s'inquiéter de mon faible individu, sauta par-dessus moi, tomba furieux sur le cheval, déchira et dévora d'un seul coup tout l'arrière-train de la pauvre bête qui, poussée par la terreur, n'en courut que plus vite encore. J'étais sauvé ! Je relevais furtivement la tête, et je vis que le loup s'était fait jour à travers le cheval à mesure qu'il le mangeait : l'occasion était trop belle pour la laisser s'échapper ; je ne fis ni une ni deux, je saisis mon fouet, et je me mis à cingler le loup de toutes mes forces : ce dessert inattendu ne lui causa pas une médiocre frayeur ; il s'élança en avant de toute sa vitesse, le cadavre de mon cheval tomba à terre et _ voyez la chose étrange ! _ mon loup se trouva engagé à sa place dans le harnais. De mon côté, je n'en fouettais que de plus belle, de sorte que, courant de ce train-là, nous ne tardâmes pas à atteindre sains et saufs Saint-Pétersbourg, contre notre attente respective, et au grand étonnement des passants. »

Extrait des « Aventures du baron de Münchhausen »
traduction française de Théophile Gautier fils (cf biblio)

I : INTRODUCTION

« *Nous devons enseigner que les mères sont toujours loyales, mais en même temps, il nous faut reconnaître que quand ces mères sont mauvaises, elles peuvent l'être terriblement.* »

Meadow, the hinterland of child abuse (66)

Le syndrome de Münchhausen par procuration est un trouble rare se situant à la frontière des champs pédiatriques, psychiatriques et légaux (37). Les patients qui présentent ce trouble allèguent ou induisent délibérément et de façon persistante des symptômes physiques chez un autre sujet, dans le but de le faire passer pour malade. Dans la grande majorité des cas, l'auteur de ces comportements est une femme et la victime son propre enfant. Il s'agit donc d'une forme très particulière de sévices à enfant mettant en jeu systématiquement un tiers, médecin : celui-ci, conduit par le récit et les manipulations maternelles, produit une série d'investigations diagnostiques et d'interventions thérapeutiques inutiles et parfois dangereuses qui participent à l'aggravation des troubles de l'enfant. La méconnaissance encore importante de ce trouble par le corps médical, la confusion qu'il entraîne ainsi que les difficultés à le reconnaître sont à l'origine des difficultés de son dépistage. De ce retard ou de cette absence de diagnostic résultent sa fréquence sous-estimée et sa gravité potentielle. En effet, ces comportements pathologiques peuvent aboutir à la mort de l'enfant. Lorsqu'ils sont identifiés, ils entraînent une procédure judiciaire systématique.

Cette pathologie par l'énergie mise en jeu pour simuler et dissimuler le symptôme et son but, la maltraitance, frappe l'imagination.

De mieux en mieux connu depuis 1977 (66) et de plus en plus médiatisée (19 ;43 ;53 ;88), nous avions eu l'occasion de connaître cette pathologie complexe lors d'un stage en deuxième cycle des études médicales : un tel cas avait très intensément marqué le service 6 ans auparavant. Il s'agissait d'une pseudo-obstruction intestinale chronique par barbiturique, tableau compliquée par des septicémies provoquées par inoculation de l'eau d'un aquarium dans les perfusions (13;40;41;42), l'ensemble ayant entraîné les médecins à pratiquer de nombreuses interventions plus ou moins mutilantes et douloureuses, de la biopsie, jusqu'à l'iléostomie.

L'intérêt grandissant pour la psychiatrie, la pédiatrie et le milieu judiciaire nous ont conduits d'abord à étudier les symptômes purement pédiatriques puis à prendre connaissance des analyses psychopathologiques produites sur le sujet. Nous avons ensuite eu accès aux expertises psychiatriques consignées dans certains tribunaux pour enfants qui mettaient en avant la forme sociale du syndrome, les allégations de troubles physiques remplacées par celles d'abus sexuels, le médecin par le magistrat. Nous avons souhaité discuter particulièrement de cette forme de SMPP régulièrement citée et clairement reconnue par la littérature internationale, méconnue et parfois contestée en France.

Nous avons tout d'abord cherché à retracer l'histoire de ce syndrome et illustrer les liens qui unissent les descriptions du Syndrome de Münchhausen par procuration (**SMPP**) et du syndrome de Münchhausen (**SM**). Une attention particulière est portée aux SMPP dits « *contemporains* », *forme sociale ou juridique du SMPP*. Nous avons ensuite décrit les principaux signes cliniques du SMPP en l'accompagnant de la stratégie de repérage et de confirmation diagnostique généralement préconisée. Enfin nous avons étudié le pronostic de l'affection et examiné systématiquement ses conséquences.

La confusion et la fascination que suscite presque inévitablement ce syndrome parmi les équipes qui ont eu à le connaître nous a conduit en contrepoint à rechercher une approche rationnelle à travers l'approche psychopathologique. Elle éclaire au plus près les relations complexes de la mère avec, si l'on peut dire, sa propre enfance, son enfant et le médecin à travers différentes notions, parfois hétérogènes comme l'agressivité, le narcissisme, la psychopathologie de la filiation et les mécanismes de défense.

II : HISTORIQUE

A - Des descriptions de CHARCOT et DELAFOY à celle de ASHER : le syndrome de Munchausen :

Dans ce syndrome de Munchausen, la relation au médecin autour de la question de la vérité reste le facteur central de cette pathologie, comme pour l'hystérique ou le simulateur, aussi leur histoire est-elle liée.

Il a toujours été possible de tromper les médecins mais l'histoire retrouve peu de descriptions de ces cas avant le XIXième siècle; ceci est probablement dû à la rareté de ces comportements, à l'incrédulité première des médecins devant l'incroyable tromperie et les confusions qu'elle engendre et enfin par la difficulté du corps médical de relater ces cas d'abus et donc de les étudier mieux.

En 1887, Charcot s'intéresse à ces tromperies par le biais de l'**hystérie** et dans ses « leçons sur le système nerveux », il emploie le terme de chirurgicomanie et de « Mania Operativa Passiva » pour décrire ces patients qui subissent de nombreuses interventions chirurgicales (25). Pour Charcot l'hystérie est une maladie véritable dont la fièvre et les troubles trophiques (pemphigus, gangrène, œdème bleu) signaient l'authenticité alors que déjà les « aliénistes » de l'époque y voient le résultat de manœuvres volontaires; c'est avec Babinski en 1901 que l'hystérie, réduite au pithiatisme (c'est-à-dire assujettie à la suggestion), semble débarrassée des manifestations de la supercherie. (85)

Ce n'est qu'en 1908 que l'éminent professeur **Dieulafoy** décrit le cas d'un très extraordinaire simulateur « désintéressé » allant jusqu'à l'amputation d'un bras (27). Cette leçon magistrale est un chef-d'œuvre de la langue et de l'esprit clinique français. Il s'agit d'un patient qui, en deux ans, a présenté « une centaine d'escarres auto-créées par l'application locale de potasse caustique sur les deux bras et à l'un des pieds, ayant conduit finalement à l'amputation du bras gauche ». Dieulafoy lui extorque des aveux complets à l'Hôtel-Dieu de Paris. Dieulafoy comprend que cette simulation « sans but de profit tangible » se distingue de la simulation habituelle et que l'état mental du patient, différent de l'hystérie (« cet homme … sans tare nerveuse » sic), touche à la mythomanie («cet homme à qui sa supercherie faisait éprouver une satisfaction tellement grande qu'il n'avait pas hésité à se laisser amputer le bras »).

Sur les conseils de son ami Paul Bourget, membre de l'Académie Française, il donne le nom de **pathomimie** à ce qu'il venait de décrire. A l'époque, ce terme concerne toutes les formes de pathologies auto-provoquées, sans restriction.

Dieulafoy sombre dans l'oubli, et en **1951**, un médecin britannique, le docteur R.**Asher**, condense dans un court article (5) trois observations caractéristiques de patients présentant une pathomimie chirurgicale. Il met en garde contre ces malades dont il décrit le caractère mythomane, rapportant leurs histoires rocambolesques, leurs symptômes dramatiques, leurs opérations multiples et leur nomadisme hospitalier. Il tente de classifier ces étranges patients en quatre catégories principales, dépendant du symptôme falsifié : « *laparotomophilia migrans* » (aboutissant aux « balafrés chirurgicaux de l'abdomen »), « *haemorrhagica histrionica* » (hémorragies théâtrales), « *haematemesis mercants* » (littéralement : marchands d'haematémèse !) et « *neurologica diabolica* » (neuropathies diaboliques). Chapman (23), dans un article complémentaire paru en 1957, y ajoute deux groupes encore différents s'inspirant de la même dénomination « latine » : « *dermatitis autogenica* » (maladies dermatologiques auto-générées) et « *hyperpyrexia figmentatica* » (fièvre factice).

Asher évoque avec prudence et circonspection les motivations plus ou moins conscientes de ces patients. Et **c'est par analogie avec la mythomanie dominante appuyée sur des pseudo-garanties scientifiques retrouvées dans les récits du baron de Münchhausen, que Asher a la fantaisie de proposer le terme de « syndrome de Munchausen »** pour qualifier ces mythomanies médicales (« *pseudologica fantastica* »)

itinérantes. Cette dénomination connaît d'emblée une bonne fortune comme le montrent les nombreuses parutions dans le Lancet en 1951 de cas similaires, faisant suite à l'appel d'Asher de colliger les cas cliniques pour mieux les étudier.

Notons que suivant l'exemple de Raspe (cf II C), Asher anglicise **l'orthographe** du patronyme du baron de Münchhausen, c'est-à-dire avec un seul h et sans umlaut : le syndrome de Munchausen porte l'orthographe désormais rencontrée dans la plupart des publications. Dans ce travail nous utilisons indifféremment l'une ou l'autre.

Raccouchot dira en 1962 (85) qu'Asher a fait la même découverte clinique que Dieulafoy 43 ans plus tôt. L'œuvre presque oubliée de Dieulafoy permit néanmoins la classification fondamentale des simulateurs en deux groupes: ceux agissant avec des intentions de tromperie et de profit et ceux « désintéressés » pratiquant ou tentant de dissimuler « l'art par l'art même », « on dirait presque pour leur plaisir ».

Ainsi Raccouchot préconisa dans un souci d'équité d'appeler cette pathologie : « syndrome de Munchausen et de Dieulafoy »…

B- syndrome de MEADOW et syndrome de POLLE : le syndrome de Munchausen par procuration :

L'historique chaotique du « syndrome de Munchausen et les diverses polémiques autour du nom reflètent ce que cette pathologie suscite de confusion, de stupéfaction, d'agressivité voire de fascination chez les médecins.

Quand en **1977**, le pédiatre anglais Roy **Meadow** décrit deux cas d'enfants souffrant de pathologies entièrement créés par leurs mères (66) et isole cette entité (66;67;68;69;70;71;72;73;74;75;76;77;78;79;80;81), les désaccords resurgissent sur l'appellation du syndrome. Meadow propose d'abord le terme de **« syndrome de Munchausen par procuration »** par extension du syndrome de Munchausen, puisque l'on retrouve les notions de maladie factice et de manipulation des médecins, avec le terme « par procuration » (en anglais : « by proxy ») déjà connu des spécialistes en médecine vétérinaire quand une personne provoque des symptômes à son animal familier (92).

La même année, Burman et Stevens (21) arguant que l'enfant du baron de Münchhausen s'appelait Polle et serait décédé de façon suspecte, proposaient la dénomination : « **syndrome de Polle** ». Mais cela ne correspond pas à la réalité historique qu'est allé vérifier Meadow (69 ; 3) jusqu'en Bavière (le baron n'ayant probablement jamais eu d'enfant, l'enfant de sa seconde femme s'appelant Maria Wilhelmina et Polle étant simplement le nom d'une petite bourgade de Basse-Saxe) !

Lazoritz (58) suggère quant à lui en 1987 l'utilisation de « **syndrome de Meadow** » pour souligner le fait que le baron n'ait jamais rendu un enfant malade, dénomination critiquée par les journaux médicaux.

Enfin il y a de nombreuses autres propositions d'appellations inventoriées de façon exhaustive par Bhugra (14) : parmi lesquelles nous citons : **addiction médicale ou poly chirurgicale** (Meninger), **comportement feint** (Snowdon), **maladie artéfactuelle** (Carney), **addiction hospitalière** (Baker), **vagabondage hospitalier** (Chapman), **syndrome d'Ahaseurus** (Wingate), **désir d'être malade** (Roth), et **maladie auto-infligée** (Byrne), **Kopenikades, patient pérégrinant, maladie chronique factice, complexe de Médée** (en relation avec le mythe de Médée, princesse magicienne épouse de Jason, chef des Argonautes qui l'abandonna et dont elle se vengea en égorgeant leurs enfants).

Cette lourde énumération rend compte, là encore, de la multiplicité des points de vue et du trouble semé par ce type de pathologie.

Au total il semble que l'appellation la plus couramment employée reste celle de « syndrome de Munchausen par procuration » **(SMPP)**.

C- BIOGRAPHIE DU BARON DE MÜNCHHAUSEN et validité historique accordée à ce mythe :

Nous nous devions de rendre hommage à l'homme dont le patronyme a été utilisé, usé, voire abusé. De plus, il nous apparaît que la dénomination du syndrome a une histoire aussi extraordinaire que le récit des aventures du baron et que la vie même du baron… au point que tout se mélange autour du patronyme de Münchhausen: vie réelle du baron, littérature et psychopathologie médicale et médico-légale, avec une articulation autour du thème de la vérité et de la fausseté. Il nous semblait donc important d'apporter ici des éléments afin de prendre la mesure de l'usurpation de ce patronyme à laquelle nous participons collectivement.

Hieronymus Karl Friedrich von Münchhausen, naît le 11 mai 1720 à Bodenwerder (région de la Basse-Saxe au sud de Hanovre) dans une vieille famille aristocrate allemande. Il connaît une carrière militaire brillante et rapide et sert dans l'armée russe pendant la guerre contre les Turcs (1736-1739). Nommé capitaine de cavalerie à Riga en 1750, il quitte rapidement l'armée pour se retirer dans son domaine familial à Bodenwerder et s'adonner à la chasse. C'est dans les tavernes et avec ses proches que son talent de conteur devient célèbre : il narre d'extraordinaires faits d'armes, prouesses et voyages qu'il s'attribue sans toutefois prétendre les rendre crédibles.

Son premier mariage (1744 - 1791) avec Jacobine von Dunten se solde par la mort de sa femme qui ne lui laisse pas de descendance.

Trois ans plus tard en janvier 1794, à 74 ans, il épouse Bernhardine von Brunn, jeune fille de 17 ans originaire du village de Polle. En juillet 1794, elle effectue un séjour de convalescence pendant plusieurs semaines dans une ville thermale. Il semble qu'elle ait été chassée par le baron lui-même après qu'elle l'eut trompé, et qu'elle ait fréquenté durant son séjour plusieurs hommes dont un clerc de Polle qui aurait été son amant (selon les chroniques mondaines de l'époque). Toujours est-il que neuf mois plus tard elle donne naissance à une fille baptisée Maria Wilhema dans l'église luthérienne de Polle et que le registre des naissances et des baptêmes mentionne le refus du baron de reconnaître l'enfant. Maria Wilhema décède à 10 mois, en décembre 1795 de façon dramatique et mystérieuse. L'histoire avance l'hypothèse d'une crise d'épilepsie et n'a jamais démontré une quelconque responsabilité du baron dans la mort de ce bébé (58).

La fin de vie du baron fut triste et solitaire : il meurt dans son lit le 27 février 1797 sans descendance et en instance de divorce. Il est enterré à Bodenwerder. Bernhardine ira se marier en Hollande et aura d'autres enfants, dont aucun ne se prénommera Polle.

Le baron de Münchhausen a été rendu célèbre en **1785** lors de la parution d'un ouvrage s'intitulant : « **Les extraordinaires voyages, campagnes et aventures du Baron de Munchausen** » écrit en anglais par Rudolf Erich **Raspe**, allemand exilé en Angleterre (après avoir escroqué le musée dont il était le conservateur) et qui avait auparavant rencontré le baron de Münchhausen deux ou trois fois. Raspe y a inclut tout ce qui se racontait dans le genre « grosses blagues » depuis la haute antiquité (exemple de « l'histoire véridique » de Lucien (60) : 133 après JC), Il est dit que le baron a été surpris d'apprendre la parution de ces écrits, présentés comme une invraisemblable et fantaisiste biographie racontée à des messieurs. Les histoires racontent les voyages et les chasses du baron qui revient dans sa région natale après avoir guerroyé en Russie, dans un monde dominé par l'irrationnel, où la fabulation s'infiltre de façon toujours triomphante quand on s'y attend le moins, et ce sur un ton enjoué, plein de malice. Il est remarquable que dans ces aventures, le baron se joue de la mort et de l'intégrité corporelle : démembrements et éviscérations ne constituent pas un obstacle à la poursuite de l'histoire et à la survie du héros…

Cet ouvrage devient rapidement populaire. Il est traduit dans de nombreuses langues : en France la troisième édition de Raspe est traduite en 1862 par Théophile Gautier fils (39) et illustrée par Gustave Doré. Par la suite, ces récits ont également été repris par plusieurs écrivains (Gottfried Burger en 1786 ; Colin d'Harleville en 1791 ; Karl Lebrecht Immermann en 1838 ; Hilaire Le Gai en 1863) et ont même été portés sur grand écran (par Von Baky en 1943 pour le dixième anniversaire du IIIième Reich; et par Terry Gilliam (46) en 1989).

Notons que le terme de « Münchhausen » est passé dans le langage populaire allemand pour désigner beaux parleurs et vantards, fanfarons et hâbleurs (Münchhausiade synonyme de Aufschneiderei)…

Ainsi, quand Asher propose l'appellation de syndrome de Munchausen, nom d'un mythomane lui-même révélé par un escroc (Raspe), la maladie en ressort plus fabulatrice que jamais !

III : DEFINITIONS ET NOSOGRAPHIE

A - Définitions :

Etant donné la confusion engendrée par ces pathologies auto-engendrées dont l'origine est connue du patient et ignorée du médecin, il nous paraît nécessaire de clarifier certains termes :

Pathomimie : synonyme de syndrome de Dieulafoy. (38)

Etat morbide voisin de la mythomanie, caractérisé par le besoin qu'éprouvent ceux qui en sont atteints de simuler une maladie, parfois même au prix d'une automutilation sans recherche évidente de profit matériel. (définition de Paul Bourget et Dieulafoy (27) datant de 1908)

Aujourd'hui, il semble que l'usage réserve ce terme aux pathologies factices dermatologiques.

Mythomanie : (38)

Tendance pathologique plus ou moins volontaire et consciente, au mensonge et à la création de fables (enfants, névropathes, etc.) (définition d'E.Dupré datant de 1905)

Simulation : (38)

Imitation des symptômes d'une maladie, le plus souvent dans un but frauduleux.

Hypocondrie : (38)

Etat dans lequel le sujet est en permanence inquiet pour sa santé, se croyant atteint de maladie affectant les organes situés dans les hypocondres (foie, estomac). Actuellement on appelle hypocondrie la préoccupation exagérée, ou sans fondement, apportée à la santé de soi-même avec introspection permanente et analyse des moindres signes fonctionnels. La nosophobie est constante et entraîne une conduite de revendication d'une surveillance continue et de soins médicaux.

<u>Syndrome de Munchausen (SM) :</u>

Troubles créés par des patients manipulant plus ou moins consciemment leur histoire clinique et produisant des symptômes physiques et/ou des résultats complémentaires anormaux, dans le but d'obtenir une attention médicale conséquente et de déclencher de multiples démarches diagnostiques et thérapeutiques.

<u>Syndrome de Munchausen par procuration (SMPP) :</u> (66)

Troubles créés chez un enfant par un de ses propres parents (le plus souvent la mère) qui manipule l'histoire clinique et produit des symptômes physiques et/ou des résultats complémentaires anormaux, dans le but d'obtenir une attention médicale conséquente et de déclencher de multiples démarches diagnostiques et thérapeutiques, au détriment de l'enfant. Il s'agit d'une forme extrême de maltraitance à enfant, au pronostic grave (10 % de décès) et aux conséquences médico-légales lourdes.

La **<u>définition du SMPP</u>** actuelle la plus pragmatique est proposée par Rosenberg (90) en 1987 sur les **4 critères diagnostics** suivants :
- *maladie chez un enfant simulée et/ou produite par l'un des deux parents*
- *présentation répétée de l'enfant pour des soins médicaux ou chirurgicaux conduisant à des procédures diagnostiques et thérapeutiques multiples*
- *déni de la connaissance de la maladie par le parent responsable*
- *régression des symptômes quand est instaurée une séparation parent-enfant*

- **Pathologie factice :** terme consacré par le DSM depuis sa création (2)

    Le mot factice *recouvrant ce qui n'est ni réel, ni authentique, ni naturel, les troubles factices sont donc caractérisés par des symptômes physiques ou psychologiques produits à dessein ou simulés. Pour juger qu'un comportement est intentionnellement produit, on se fonde en partie sur la capacité du patient à simuler la maladie d'une manière telle qu'il ne soit pas susceptible d'être découvert. Le comportement, sous contrôle « volontaire » (c'est-à-dire avec un objectif intentionnel), est utilisé pour atteindre des buts qui eux, sont involontairement adoptés (par opposition à la simulation où l'objectif est clairement identifiable).*

Les classifications actuelles emploient ainsi une dénomination plus moderne (*troubles factices*) que le terme de syndrome *de Münchhausen*; néanmoins cela ne simplifie pas le repérage de ces troubles rares et complexes dont l'histoire est déjà lourdement chargée par des difficultés d'appellation…

B - Descriptions générales :

De par leur histoire et leur mécanisme identique visant à atteindre une attention médicale conséquente grâce à des troubles factices, le SMPP et le SM apparaissent assez liés pour qu'une approche globale permette de mettre leurs similitudes en valeur, approche résumée dans le tableau ci-dessous. Une description plus détaillée des principales caractéristiques du SMPP suivra dans la suite de ce travail (cf IV et V).

	SYNDROME DE MUNCHAUSEN (SM)	SYNDROME DE MUNCHAUSEN PAR PROCURATION (SMPP)
EPIDEMIOLOGIE	<ul><li>*Fréquence* : **rare**</li><li>*Sex ratio* de **3 hommes pour 1 femme**</li><li>*Age moyen d'observation du syndrome* : **40 ans** chez les hommes et **30 ans** chez les femmes (le cas le plus jeune avait 8,5 ans (4))</li><li>Surreprésentation des **professions paramédicales**</li><li>**Isolement social affectif et familial**</li></ul>	* *Fréquence:* **exceptionnel** (250cas documentés depuis1977) * *auteur des troubles factices :*<ul><li>*Sex ratio* : **Mère** naturelle de l'enfant dans 95 % des cas</li><li>*Age moyen au moment du diagnostic* : **29** ans</li><li>Surreprésentation des **professions paramédicales**</li><li>**Antécédents personnels de troubles factices**</li><li>**Isolement social, affectif et familial**</li></ul>* *victime des troubles factices :*<ul><li>**Sex ratio : 1**</li><li>Age moyen du diagnostic : **3 ans et 4 mois**</li><li>Délai moyen pour poser le diagnostic : 14 mois</li><li>Dernier enfant de la fratrie le plus souvent</li></ul>
SYMPTOMES	<ul><li>« **pseudologica fantastica** » : mensonges extraordinaires et flamboyants sous forme de discours mythomaniaque imprécis et impressionnant marquant l'anamnèse.</li><li>**Cinq types symptomatiques de troubles factices** : *neurologique, hémorragique, abdominal, dermatologique* et *hyperthermie* (tableaux cliniques souvent complexes actuellement)</li></ul>	<ul><li>« **pseudologica fantastica** » (cf ci-joint)</li><li>**3 sortes de troubles factices** : inventés, simulés et provoqués</li></ul>
COMPORTEMENT	<ul><li>« **Vagabondage hospitalier** »</li><li>*Comportement pendant les soins* : **alternance d'attitudes de dépendance** (avec récriminations) **et de passivité**; refus de toute consultation psychiatrique, **sorties contre avis médical** dès l'amorce d'un conflit.</li></ul>	<ul><li>«**Vagabondage hospitalier** »</li><li>*Comportement pendant les soins* : **relations fusionnelles mère-enfant, attitude de « mère parfaite »**, attitude d'anxiété et sentiment d'injustice puis **déni des faits** dès la moindre suspicion à son égard.</li><li>**4 catégories de comportement** : les « doctor addict », les « helps seekers » et les inducteurs actifs, et les « actifs neglects » (cf III D)</li><li>tendance de l'enfant à abonder dans le sens du parent</li></ul>
PSYCHOPATHOLOGIE	<ul><li>**perturbation des relations médecin-malade**</li><li>plaisir d'abuser et de tromper, traits de personnalité masochiste, dimension auto-érotique dans l'accomplissement des conduites agressives</li></ul>	<ul><li>**perturbation des relations médecin-malade** avec cette fois **une présentation indirecte des symptômes par l'intermédiaire de l'enfant**. Mère confiante et compliante pour les soins de l'enfant.</li><li>plaisir d'abuser et de tromper, traits de personnalité masochiste, dimension auto-érotique dans l'accomplissement des conduites agressives</li><li>(cf V pour plus de détails)</li></ul>

C - Nosographie :

Les syndromes de Munchausen se trouvent donc dans les classifications actuelles en tant que **troubles factices chroniques**. Cependant, si le DSM-IV leur consacre un chapitre isolé, la CIM-10 les inclut dans les *troubles de la personnalité et du comportement de l'adulte*.

Concernant les syndromes de Munchausen *par procuration*, leurs places semblent nettement moins précises.

Dans la CIM 10 :

La Classification Internationale des troubles Mentaux dans sa dernière version de 1994 (CIM-10) place le syndrome de Munchausen dans « **les troubles de la personnalité et du comportement de l'adulte** », sous-catégorie : « **autres** » **(F 68)** comprenant deux sous-groupes :

_ « **majoration de symptômes physiques pour des raisons psychologiques** » (**F 68.0**) :

Il s'agit initialement d'un trouble physique qui est secondairement amplifié ou entretenu par le patient, sorte de compensation névrotique. Le comportement histrionique est doublé de plaintes surajoutées, non spécifiques et sans substrat organique. On trouve ici les syndromes de Munchausen et les syndromes de Munchausen par procuration ayant de véritables antécédents somatiques.

_ « **production intentionnelle ou simulation de symptômes ou d'incapacités physiques ou psychologiques (troubles factices)** » (**F 68.1**)

Quant au syndrome de Munchausen par procuration, il est intégré uniquement aux « **abus à enfant** » **(T 74.8)**, classification peu opportune.

Dans le DSM-IV :

L'American Psychiatric Association (2), dans son Manuel Diagnostique et Statistique des troubles mentaux de 1994 (DSM-IV) consacre un chapitre entier aux « **troubles factices** » **(300.xx)** dont elle propose 3 critères diagnostiques :

    A — Production ou feinte intentionnelle de signes ou de symptômes physiques ou psychologiques

    B — La motivation du comportement est de jouer le rôle de malade

    C — Absence de motifs extérieurs à ce comportement (par opposition à la simulation)

Cette codification se divise en 3 sous-types :
- **(300.16)** avec signes et symptômes *psychologiques* prédominants
- **(300.19)** avec signes et symptômes *physiques* prédominants
- **(300.19)** avec association de signes et de symptômes *psychologiques et physiques*

Beaucoup classent le syndrome de Munchausen *par procuration* parmi les « **troubles factices non spécifiés** » **(300.19)** car le critère **B** n'est pas correctement rempli : le rôle du malade étant joué indirectement par l'enfant dont l'individu a la charge.

    AU TOTAL, la classification américaine semble plus rigoureuse que la classification internationale dans sa façon d'aborder les troubles factices (3 critères diagnostiques ; 3 sous-types de syndrome) mais on peut cependant regretter d'une part l'absence de critères plus descriptifs à des niveaux séméiologique ou psychodynamique, et d'autre part l'ignorance nosographique du syndrome de Munchausen *par procuration*.

    Enfin l'intégration parmi ces troubles factices des comportements d'*automutilation* dans les *troubles factices à expression physique prédominante* pose question (61) puisque les automutilateurs présentent des caractéristiques relativement différentes des syndromes de Munchausen. En effet le profil des automutilateurs est connu depuis la description princeps de Dieulafoy en 1908 (27) et la publication en 1967 d'un cas d'anémie par saignée chronique volontaire (syndrome de Lasthénie de Ferjol) : leur sex ratio est en faveur des femmes, l'anamnèse et la biographie n'ont pas de caractère mythomane, on retrouve des femmes bien insérées dans des professions médicales ou paramédicales, et le vagabondage hospitalier est rare.

Ici **se distinguent SM et SMPP** puisque le SMPP ne semble pas avoir de place dans la nosographie psychiatrique ! Il paraît difficile à classer avec sa grande variété de désordres psychiatriques possibles à son origine (pathologie de l'inducteur) et que les classifications ne peuvent prendre en compte la dimension relationnelle mère-enfant-médecin ; tout dépend donc du point de vue d'où on l'observe: citons les troubles de la personnalité, les troubles des conduites, les processus psychotiques avec idées délirantes systématisées, les désordres systémiques transgénérationnels, etc....

D - **Classification des SMPP selon le comportement opérant de l'inducteur et place des fausses allégations:**

Dans un souci de mieux comprendre les motivations du parent inducteur de troubbles factices, et partant de mieux les connaître pour les reconnaître, les américains Libow et Schreier (59) ont classés en 1986 les SMPP selon les comportements parentaux pathologiques suivants :

Les « chercheurs d'aide » (help seekers) :

Superficiellement ces familles présentent des analogies avec les SMPP mais la fréquence des consultations est moindre et la motivation des mères est différente. La demande d'aide ou de soutien des mères dans leur fonction maternelle est présentée de façon indirecte à travers leur enfant. La production de symptômes n'est pas toujours présente, souvent en réponse à des facteurs maternels tels que l'anxiété, la dépression et l'épuisement qui submergent la mère et la mettent en difficulté dans ses relations à l'enfant. Toute intervention des services sociaux et toute proposition d'aide psychologique est généralement bien accueillie. Pour Libow et Shreier ces cas doivent être différenciés des vrais SMPP grâce à la capacité des médecins à identifier les motivations primaires des mères.

Les « accros ou toxicomanes aux docteurs » (doctor addict ou doctor shopping) :

Les mères sont à la recherche d'une attention médicale conséquente (recherche d'un contact et d'un diagnostic médical) de façon compulsive et ont la conviction de l'existence d'une pathologie sévère chez leur enfant... avec une intensité quasi délirante. La manipulation consiste surtout à falsifier l'histoire clinique. Les enfants présentent souvent une pathologie psychosomatique voire une maladie réelle. Leur âge souvent plus élevé que dans le cas des victimes d'inducteurs actifs leur permet de mieux résister aux assauts nocifs. Les mères ont tendance à être méfiantes envers les médecins et tendent à prendre des positions paranoïdes et suspicieuses évoquant de possibles troubles de la personnalité. Ce type de comportement est à l'origine d'absentéisme scolaire important.

Les « inducteurs actifs » (active inducers) :

Cette forme est la plus caractéristique des inducteurs de SMPP, la plus tardivement diagnostiquée aussi tant la mystification est intense. La mère apparaît bonne au-delà de tout soupçon et l'enfant est souvent nourrisson ou d'âge préscolaire. La mère provoque directement sur l'enfant les symptômes mettant sa santé et sa vie en péril. Les symptômes sont divers et spectaculaires. Ils sont caractérisés par un déni extrême avec une projection et une dissociation des affects. La confrontation avec la vérité peut entraîner un passage à l'acte suicidaire. La littérature fournit très peu de descriptions détaillées du diagnostic ou de la dynamique de ces mères tant elles sont notoirement résistantes à toute prise en charge et fuient toute intervention thérapeutique.

Libow et Schreier insistent sur un continuum de tous ces cas de figure avec une progression des réactions parentales anxieuses jusqu'aux formes graves du syndrome avéré. C'est ce que représente le schéma suivant sur *la pertinence du désir des parents de consulter pour les symptômes de leur enfant (17 ; 31)* :

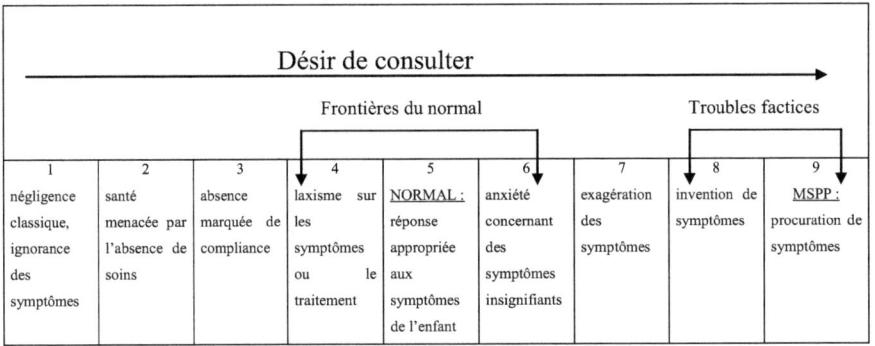

Il nous semble important de remarquer que, déjà, la première description princeps de Meadow 9 ans auparavant (en 1977) sur ses deux premiers cas cliniques (66) a subi une transformation. En effet, ce qui prime n'est plus le fait que la mère *manipule l'histoire clinique et produit des symptômes physiques et/ou des résultats complémentaires anormaux* mais devient *le but d'obtenir une attention médicale conséquente*. Si Libow et Schreier ont eu le souci d'éliminer les « demandeurs d'aide » du champ diagnostique des SMPP, ils ont néanmoins introduit la possibilité que les troubles factices soient simplement *inventés par fausses allégations* et non plus seulement *simulés par falsification ou provoqués activement*. La différence se situe dans le passage à l'acte. Les « accros des docteurs » sont donc de bonnes manipulatrices de la vérité (troubles factices inventés par fausses allégations) c'est-à-dire des *inductrices passives*. Leur description contient entièrement les sujets décrits par Meadow mais est axée, comme nous l'avons souligné, autour de concepts légèrement différents. Dans tous les SMPP, ceux décrits par Meadow et ses successeurs, il existe des fausses allégations. Pour accroître la vraisemblance du discours maternel peuvent s'ajouter éventuellement des manipulations d'objets (qui peuvent être ou non des produits du corps) voire la production active de symptômes (par des médicaments ou par une attaque directe du corps). Le point commun reste donc la fausse allégation qui a pour but de faire intervenir un tiers dans une fonction qui met en danger l'intégrité physique de l'enfant.

Leur classification a donc le mérite d'ordonner tous les cas décrits par les pédiatres, y compris ceux constituant uniquement des allégations de la mère, comme les cas de pseudo-épilepsie rapportés par Meadow lui-même (67). Il existe deux types de SMPP avec dans les deux cas des fausses allégations (qui ont pour objet de faire intervenir un acte diagnostique et thérapeutique agressif) : ceux *sans* production active de symptômes et ceux *avec* production active de symptômes. Dans sa revue de littérature en 1987 sur 117 cas de SMPP, Rosenberg (90) répertorie les méthodes de fabrication des troubles factices du SMPP (cf IV D) et retrouve :

- 25% cas de fausses allégations *sans* production active. Les symptômes peuvent être classés en deux catégories : les *fausses allégations isolées* (exemples : comitialité, apnées, vomissements, asthme) et les *falsifications d'examens complémentaires* (exemples : manifestations hémorragiques, fièvre, hypertension artérielle, lithiases urinaires)

- 25 % cas de fausses allégations plurisymptomatiques *avec* et *sans* production active.

- 50% cas de fausses allégations *avec* production active. Ces symptômes nécessitent souvent d'être vus par le médecin. (exemples : manifestations hémorragiques, comitialité, dépression du système nerveux central, apnées, diarrhées, vomissements, fièvre, éruption ou inflammation cutanée, asthme, lithiases urinaires)

Les allégations isolées de la mère, sans passage à l'acte proprement dit de sa part, ont ici les mêmes conséquences sur l'enfant et sur la relation médicale.

En 1989 (soit 22 ans après son article princeps), Meadow lui-même complétant ses premiers écrits classe les parents inducteurs de SMPP en 4 types (75): ceux qui perçoivent une maladie (« perceived illness »), les accros des docteurs (« doctor shopping »), ceux qui renforcent l'invalidité de l'enfant (« enforced invalidism ») et les inducteurs actifs (« fabricated illness ») ; les deux premières catégories et dans une moindre mesure la troisième n'incluent en général aucune production active de symptômes par les parents mais seulement de fausses allégations. Celles-ci sont exceptionnellement le fait d'hallucinations ou d'interprétations délirantes, rarement le produit d'une manipulation consciente, mais bien plus souvent témoignent dans le contexte d'un comportement dépendant d'une distorsion perceptive ou relationnelle majorée ou suscitée par l'angoisse. Si cette classification de Meadow a permis d'inclure les situations nouvelles, néanmoins elle ne répond plus à la façon actuelle de concevoir le SMPP et reste rarement utilisée (28).

Dans la continuité de la classification des américains Libow et Schreier sur le comportement opérant de l'inducteur, notre expérience nous conduit à ajouter une catégorie aux trois précédentes, proche de celle dénommée par Meadow « enforced invalidism » :

Les « négligents actifs » (neglect actifs) :

Cette appellation pourrait prêter à confusion puisqu'il s'agit d'une « passivité active »... Les soins nécessaires ne sont pas donnés à l'enfant, par exemple les traitements contre l'épilepsie, contre l'asthme ou contre toute insuffisance organique... Il s'agit plus d'une maltraitance par carences de soins que l'on peut incorporer au SMPP lorsque le désir de consultation des parents est prééminent. Nous suggérons que pour inclure cette catégorie dans le SMPP et rendre cohérent cette appellation, de fausses allégations maternelles sont nécessaires comme celles comprenant le déni de l'absence de soin ou l'exposition par « négligence » à un risque supplémentaire.

E - Les limites du SMPP

Délimitation par rapport à la normale :

De nombreux parents présentent des réactions de stress non pathologiques, face à la maladie de leur enfant, allant jusqu'à de petits mensonges dans le but d'accélérer ou d'améliorer la prise en charge de leur enfant (dramatisation des symptômes, demande d'hospitalisation pour se rassurer, etc) .

A la limite de la normalité, on trouve (48) :

- *le syndrome de l'enfant vulnérable :* où les parents présentent des réactions anxieuses importantes (dues par exemple à la possibilité de perdre l'enfant lors d'une maladie grave) qui ont comme conséquences une surprotection envahissante, l'anxiété parentale ajoutant aux troubles physiques
- *L'exagération d'une maladie à l'extrême :* ressemblant fortement aux *accros des docteurs* sauf qu'il préexiste une pathologie réelle au départ.

A un stade plus pathologique, on retrouve les comportements opérants des inducteurs de SMPP décrits ci-dessus (classification de Libow et Schreier) : *accros des docteurs* et *inducteurs actifs*.

Délimitation par rapport à la maltraitance :

Le SMPP appartient au grand groupe de la maltraitance (32), laquelle est divisée en quatre catégories par l'ODAS (observatoire national de l'action sociale décentralisée): les violences physiques (« maltraitance classique », « enfants battus »), les abus sexuels, la cruauté mentale (« situations dont l'impact émotionnel dépasse les capacités d'intégration psychologique de l'enfant ») et les négligences lourdes (« carences de soin »). Traduit de l'anglais par « sévices » ou « violences » avec le sens du verbe « abuser » c'est-à-dire « tromper », le terme « abuse », recouvre de la même manière « physical abuse, sexual abuse, psychological abuse et emotional neglect » (20). Le SMPP est difficile à ranger dans une seule catégorie, comme le sont d'ailleurs les maltraitances de manière générale car les mécanismes sont rarement uniques (abus physiques, psychiques, négligences et abus sexuels) et associés à des degrés variés. On les classe donc le plus souvent par leur forme prédominante.

Meadow (66) comparait déjà le syndrome de Munchausen par procuration à l'empoisonnement répété d'un enfant par ses parents. Meadow distingue la maltraitance classique du SMPP dans le sens où la nature même des actes est « différente en qualité, en périodicité et en préméditation » : en effet dans le SMPP les parents sont demandeurs de soins et présentent l'enfant au médecin, la maladie n'existe donc qu'avec une intervention médicale dans une sorte de folie à trois (alors que pour les enfants battus ou victimes de négligence, le médecin n'examine que rarement l'enfant *à la demande des parents* qui redoutent une telle éventualité) .

Les abus sexuels peuvent être présents dans les SMPP soit très indirectement, principalement sous la forme d'antécédents d'inceste chez la mère (se pose alors la question de la « revanche » qu'elle prend sur son père par l'intermédiaire de son enfant), directement lorsqu'il s'agit de fausses allégations: la mère accuse le père après leur séparation conjugale (forme dite « sociale » de SMPP).

Sur un plan psychodynamique la particularité du SMPP, par rapport à la maltraitance en général, se trouve donc dans la fonction de la maladie (factice) de l'enfant : obtenir une attention médicale conséquente.

Néanmoins, la gravité de cette pathologie génère un danger tel pour l'enfant que la conduite à tenir sur un plan médico-légal reste semblable à celle mise en place lors de sévices « classiques ».

F - VERS L'EXTENSION DU SYNDROME : Cas particulier des fausses allégations d'abus sexuels: SMPP « *contemporain* » autrement appelé forme « sociale » ou « judiciaire » du SMPP :

Actuellement il existe une tendance certaine à étendre la définition du SMPP au delà de la production de troubles factices purement pédiatriques.

Plusieurs éléments réunissent les diverses formes de SMPP. En particulier, sont constantes les fausses allégations répétées ayant pour but de **faire intervenir un tiers** ayant fonction d'autorité, **la manipulation de ce tiers conduisant à le faire agir à l'encontre même de la fonction de soins qu'il est censé assumer** pour finalement attenter à **l'intégrité physique de l'enfant.** L'extension du syndrome a consisté à y inclure, selon le même schéma, la mise en cause de l'intégrité psychique de l'enfant.

Les mères semblent présenter un même type de fonctionnement psychique et un parallèle peut être aisément établi entre les diverses conséquences de ces comportements sur l'enfant.

Rappelons qu'avant la création de cette nouvelle forme de SMPP était admis l'existence de formes psychiatriques (fausses allégations de troubles psychotiques infantiles) et que, depuis une dizaine d'années, sans développer un discours théorique spécifique, quelques auteurs américains et anglais (dont Meadow lui-même) ont rapproché certains cas de fausses allégations d'abus sexuels du Syndrome de Münchhausen. Par Procuration.(9 ; 47 ; 80 ; 86 ; 87 ; 91)

Les fausses allégations d'abus sexuels surviennent le plus souvent dans un contexte de divorce ou de séparation parentale avec des conflits concernant la garde des enfants. En Amérique du Nord ces allégations surviennent dans plus de 2% des disputes pour la garde des enfants avec une proportion non négligeable d'allégations provenant de la mère considérées comme fausses (Meadow (80) avance le chiffre de 30%). La période de séparation conjugale avec les défiances et les incompréhensions qui surviennent entre les partenaires, semble propice aux fausses allégations qui ne sont pas forcément fausses : en effet, les abus sexuels peuvent être à l'origine des séparations ; de plus, la séparation peut fournir les circonstances matérielles ou favoriser le passage à l'acte du parent abuseur ; enfin l'enfant révèle parfois les abus grâce à l'éloignement d'avec le parent abuseur. Les fausses allégations dans les cadres de divorce sont sources d'une abondante littérature, aidant notamment à évaluer la crédibilité (expertises) et l'aide aux enfants victimes (psychothérapies).

En **1990**, l'américaine **D.C.Rand** (86) résume ces travaux de façon claire et décrit les fausses allégations d'abus sexuels sous l'appellation : SMPP « *contemporain* » (de l'anglais : « contemporary ») en comparaison avec le SMPP « *classique* » . Pour elle, le SMPP « *contemporain* » existe quand « la personne qui s'occupe de l'enfant fabrique ou induit l'idée que son enfant a été sexuellement abusé et gagne ensuite la reconnaissance des professionnels en tant que protectrice de l'enfant abusé ». De nombreuses observations rapportent la détresse des enfants après des investigations répétées et des examens faisant suite à de fausses allégations d'abus sexuels ; elles ont permis à Rand de tracer un parallèle entre les signes d'alarme bien établis de maltraitance par maladie factice et les signes d'alarme qui peuvent être observés dans les fausses allégations d'abus sexuels. En **1993**, **Meadow** (80) étudie 14 cas où coexistent un SMPP (sur l'enfant ou sa fratrie) et des fausses allégations d'abus sexuels. Certains enfants ont été « entraînés » à l'aide de cassettes d'enregistrement, à divulguer une histoire réaliste et plausible d'abus sexuels, soit la production active d'un symptôme, réduite ici à la production d'un discours. Les fausses allégations peuvent toutefois s'accompagner de divers atteintes physiques directes sur le sexe de l'enfant telles des lavages et des irritations, jusqu'à une défloration par la mère pour corroborer l'histoire. On peut en rapprocher les écoulements vaginaux récurrents par lavements gynécologiques ou applications locales de crème irritante, troubles factices décrits dans le SMPP classique.

Meadow conclut sur la comorbidité significative des deux entités. En **1994,** s'appuyant à la fois sur la définition du SMPP par Rosenberg (90) en remplaçant *maladie* par *abus sexuels,* sur Rand (83 ; 87) ainsi que sur Schreier (91), **Barker et Howell** (9) citent une liste de facteurs qui conduisent à une évaluation incorrecte de la crédibilité et aboutissent à un sur-diagnostic d'abus sexuels et à une faillite à démasquer les SMPP. Ces 6 facteurs sont :
1. Le manque de ressource et d'expérience professionnelle.
2. Le manque d'indépendance de l'enquêteur (entretien et alliance par exemple avec un seul parent ; absence d'observation de l'enfant avec chaque parent).
3. Une technique d'entretien impropre (par exemple : questions dirigées).
4. Des données inadéquates.

5. Une contamination par influences externes (médias, communications entre parents et enfants).
6. Une incapacité à considérer que les allégations puissent être fausses.

Ils avancent eux aussi le chiffre de 2% d'allégations d'abus sexuels lors des procédures de séparation conjugale avec garde d'enfant et insistent parmi ces cas sur la rareté des fausses allégations. Pour eux, le meilleur argument en faveur de l'existence d'un SMPP « *contemporain* » reste l'association à un SMPP classique ...

En **1996, Schreier** (91) tente de discerner les motifs autres que la garde des enfants qui poussent la mère inductrice de SMPP « *contemporain* » à faire de fausses allégations d'abus sexuels. L'inductrice « semble exister » (selon le mot de Schreier) en construisant une relation hautement manipulatrice avec une personne transférentiellement puissante c'est-à-dire que son but inconscient est de rejouer de façon victorieuse les humiliations du passé avec un représentant parental de pouvoir (exemples : policiers, juges avocats, psychologues, assistants sociaux, médecins) d'où le nom de forme « *sociale* » ou « *judiciaire* » de SMPP. Schreier conclut sur une liste de particularités concernant les parents auteurs de SMPP permettant aux différents acteurs professionnels de les détecter plus rapidement.

Pour **Günter** en **1998** (47), les différences entre SMPP et fausses allégations d'abus sexuels sont principalement externes : dans le SMPP c'est le système médical qui est utilisé pour les passages à l'acte alors que pour les fausses allégations d'abus sexuels c'est le système judiciaire. Il insiste sur l'incapacité des deux systèmes à reconnaître la dynamique psychique fondamentale afin de réagir de façon adéquate. Pour lui la psychopathologie du SMPP éclaire celle des fausses allégations d'abus sexuels et aide à les discriminer.

Une certaine unité psychopathologique entre les deux SMPP se situe autour de la question du déni et de la vérité. En effet, l'objet du SMPP, classique ou « *contemporain* », est toujours l'action d'une mère sur son enfant : il s'agit d'allégations par la mère d'atteinte du corps de l'enfant et cette action cherche à prouver ses allégations et non pas forcément à altérer le corps : son but essentiel est de faire reconnaître par autrui que le corps est altéré avec comme caractéristique psychopathologique le processus de déni ou dénégation. La question inconsciente de la mère comporte un aléa dans sa relation au médecin ou au juge:

l'autre va-t-il altérer le corps de l'enfant ou va-t-il reconnaître son impuissance à soigner la maladie ou les conséquences supposées de l'abus sexuel ?

En résumé, les arguments que nous avons avancés permettent de justifier l'appellation de SMPP « *contemporain* ». Aux facteurs déjà cités s'ajoutent d'autres éléments de similitudes entre les deux SMPP:

- Ils sont entourés de la même fascination autour du thème de la maltraitance par la mère avec la mise en œuvre du déni maternel et la violence qu'il induit envers l'enfant.
- Le rôle du dysfonctionnement conjugal très régulièrement présent dans les SMPP classiques est encore plus accentué dans les SMPP « *contemporains* ». La séparation conjugale permet d'activer des mécanismes projectifs (47) et l'enfant est utilisé comme objet pour assouvir le besoin du parent (87). La question se pose de comprendre dans quelle mesure les rapports sexuels allégués par la mère rétablissent les relations père/mère par procuration.
- Dans les deux cas, l'image de la mère est valorisée aux dépens de celle du père. Comme dans tout SMPP, la culture médicale de l'inducteur semble primordiale, or les abus sexuels sont actuellement fortement médiatisés dans l'imaginaire collectif alors que s'établit dans le même temps une franche libération de l'exhibition de la sexualité entre adultes et une stigmatisation des conduites pédophiles. De plus, la figure paternelle du médecin est désormais en concurrence sociale avec celle du magistrat, dont l'image apparaît de plus en plus puissante et populaire. Dans ces circonstances, associées à l'augmentation du nombre de séparations conjugales, on peut s'attendre à une augmentation de la fréquence des SMPP « *contemporains* ».
- Enfin, une tendance existe à élargir la définition des SMPP, notamment au sein des classifications américaines, et influe vers une globalisation des SMPP permettant un abord statistique et épidémiologique – et non psychopathologique - de ces syndromes qui restent exceptionnels.

Ainsi, autour de la question de la ' bonne mère maltraitante', les thèmes d'abus sexuels et de justice remplacent les thèmes de symptômes pédiatriques et de médecine.

Les principales particularités qui différencient SMPP classique et « *contemporain* » sont étudiées par ces auteurs de la manière suivante :
- Les abus sexuels concernent plus la sphère judiciaire que le monde médical. De la même façon que dans le SMPP classique il importe de rechercher des antécédents médicaux de SM et de pathologies infantiles vécues de façon traumatisante, il importe dans le SMPP « *contemporain* » de ne pas négliger les abus sexuels et les souffrances infantiles en lien avec des décisions judiciaires.
- Selon Meadow (80) le SMPP classique concerne les enfants de moins d'un an (âge de début des symptômes), alors que pour le SMPP « *contemporain* » les enfants sont plus âgés (stade verbal).
- Rand (87) les différencie également en insistant sur l'importance dans le SMPP classique de l'abus physique, alors que dans le SMPP « *contemporain* » c'est l'abus émotionnel qui prime, l'un n'excluant cependant pas l'autre.

S'agit-il d'une dérive des formes de maltraitance telles que les conçoit l'Amérique puritaine ? Avant, les abus sexuels étaient peu pris en compte, et les fausses allégations d'abus sexuels n'existaient probablement pas. Durant les dernières décennies, le problème des abus sexuels a été progressivement pris en charge. Ce qui dérange maintenant, ce sont les fausses allégations d'abus sexuels. La question se pose de l'origine de cette dérive. S'agit-il d'une trop grande libéralisation de la sexualité adulte - entre adultes – avec une grande part de culpabilité non mentalisée? Ou encore, qu'y a-t-il de non élaboré autour de la sexualité de l'enfant pour que le fait de toucher à l'enfant devienne le crime sexuel par excellence ?

Nous pensons que l'appellation SMPP « contemporain », que nous employons dans ce travail comme la traduction littérale (de l'anglais « contemporary ») n'est pas très heureuse pour nommer toutes ces extensions sociales ou juridiques du SMPP . Sans remettre en cause le fait que ce soit une variante du SMPP classique, il nous semble qu'une autre appellation comme la « forme judiciaire du SMPP » aurait le mérite de clarifier la situation et d'insister sur les spécificités de 'chaque SMPP'. En effet, le SMPP décrit par Meadow en 1977 a été progressivement de mieux en mieux connu, ce qui a eu pour conséquence qu'il soit mieux dépisté, s'agissant d'un syndrome rare et grave. Le risque est grand de mal cerner le SMPP « contemporain » comme une forme clinique du SMPP classique. Néanmoins trouver une autre dénomination ajouterait un épisode dans l'historique, déjà chargé, de l'appellation des SMPP. Le SMPP « contemporain » ne fait qu'arriver en France et une discussion sur ce sujet nous paraît devoir s'imposer.

Cette expansion du SMPP dit « *contemporain* » commence déjà à être connue en France par le biais des publications et du système judiciaire - qui nous l'a fait découvrir.

Cette forme clinique désormais admise dans la nosographie mérite réflexion. Elle présente un intérêt par les conséquences des allégations et les violences exercées sur l'enfant, et par la psychopathologie dominée par le déni. Cependant, le risque de confusion existe car les atteintes du corps sont très inconstantes, le plus souvent résumées à des investigations expertales sur le sexe de l'enfant. Quelques auteurs comme Jones (52) souhaitent restreindre par principe l'utilisation du terme SMPP à la sphère médicale, argumentant que les causes et les origines du SMPP classique ne sont pas encore assez connues et explorées pour justifier l'extension du syndrome. Pour l'instant, il n'existe pas assez d'éléments pour trancher puisqu'il s'agit d'une voie de recherche nécessitant dans le futur des études plus systématiques.

Nous avons essayé d'apporter des éléments à cette discussion.

IV : SIGNES CLINIQUES, MOYENS DIAGNOSTIQUES et PRONOSTIC du SMPP

Le SMPP classique est un syndrome exceptionnel, mal connu, mal estimé. Face à l'ingéniosité et à la diversité des moyens utilisés pour induire les troubles factices du SMPP, de nombreux auteurs ont répertorié les symptômes rencontrés en les classifiant dans le but d'élaborer des stratégies pour contrer cette inventivité.

A - Fréquence du SMPP :

Ce syndrome est exceptionnellement rapporté puisque seulement 250 cas environ sont recensés dans la littérature internationale depuis 1977. Cependant il est sous-estimé pour plusieurs raisons :

Tout d'abord la difficulté diagnostique (faire la preuve) est un obstacle évident.

Ensuite le diagnostic différentiel avec des situations limites se pose plus fréquemment mais ces situations (les « doctor addict » et les « help seeker ») ne font pas aussi facilement l'objet d'étude et de publication que les « active inducer ». Si un pédiatre a peu de risque de rencontrer au cours de sa carrière un véritable SMPP, les suspicions sont en revanche nombreuses... L'étude de la fréquence est limitée par le panel des études cliniques de cas isolés et disparates, dont l'originalité a souvent justifié la publication, au dépend peut-être d'observations plus banales mais plus approfondies. Une partie des études est réalisée par des pédiatres, parfois sur-spécialisés dans un appareil, qui centrent leur réflexion sur l'anecdote de l'enquête diagnostique et se préoccupent moins de l'approche globale des troubles factices.

Le SMPP semble également beaucoup plus fréquent qu'on ne croit car, paradoxalement, le « vagabondage hospitalier » conduit les mères dans les centres médicaux les plus réputés et on pourrait penser qu'il est mieux connu dans les Centres Hospitaliers **Universitaires**.

Enfin la question se pose de comptabiliser les antécédents fréquents de décès inexpliqués dans la fratrie lors des SMPP avérés.

B - Eléments de suspicion et signaux d'alarme :

C'est Meadow qui a dressé le premier une liste de **signaux d'alarme** devant inciter à la vigilance (66) ; sa liste s'est trouvée rallongée par d'autres auteurs comme Rosenberg (90). Nous retiendrons donc comme éléments à valeur de suspicion que :

- La maladie de l'enfant présente plusieurs facettes, elle est longue, persistante ou récidivante, inhabituelle ou même rare, apparaissant comme un cas unique.
- Les symptômes et signes cliniques n'ont pas de lien séméiologique entre eux, ils sont inappropriés, incongrus, inhabituels.
- Il existe une extrême discordance entre les signes cliniques constatés, la normalité des examens paracliniques et l'état général de l'enfant bien souvent conservé.
- Les symptômes sont particulièrement alarmants (exemples : crises comitiales observées uniquement par la mère et ne répondant pas aux traitements anti-comitiaux, bactériémie polymicrobienne avec germes incompatibles).
- Les signes et symptômes disparaissent en l'absence de la mère.
- Le père est toujours absent pendant l'hospitalisation de l'enfant.
- La mère dit ne pas connaître la cause de la maladie (**dénégation**).
- La mère montre un attachement excessif à l'enfant et reste constamment à son chevet.
- La mère entretient des relations amicales avec le personnel hospitalier ; décrite comme mère modèle, elle cherche à s'impliquer dans les soins aux autres enfants et à réconforter le personnel soignant. Elle paraît plus proche du personnel soignant que réellement présente auprès de son enfant. Le plus souvent elle montre une grande confiance et une compliance par rapport au service de soins alors que les soignants n'ont pas cette sérénité ; plus rarement elle se montre insatisfaite, récriminatrice voire agressive.
- La mère semble intelligente ; elle a un vocabulaire médical poussé.

- La mère donne l'impression d'être moins concernée que le médecin ; elle accueille favorablement toutes les explorations médicales pratiquées sur l'enfant, même lorsque les procédures d'investigation se révèlent pénibles pour l'enfant.
- On retrouve des antécédents de mort subite du nourrisson au sein de la même fratrie.
- L'enfant présente de nombreuses allergies.
- L'enfant tolère mal le traitement, les vomissements sont fréquents, ainsi que les inflammations de la peau et les problèmes dus aux perfusions.

C - Obstacles au diagnostic :

Ces signes d'alarme sont cependant difficiles à utiliser comme guide. « Il suffit d'y penser » n'est pas une méthode aisée. En effet, il faut compter sur les caractéristiques d'une relation particulière au monde médical qui inclut la dénégation. Il semble que beaucoup de ces situations soient méconnues (d'où la « découverte récente » de cette pathologie du lien mère-enfant).

Différents facteurs concourent à faire obstacle au diagnostic :
- L' « aveuglement » médical reste la première explication des diagnostics manqués, de par la **méconnaissance du syndrome dans les milieux médicaux**, notamment dans les lieux éloignés des centres hospitalo-universitaires. Néanmoins cette tendance est moins marquée puisqu'on assiste depuis quelques années à un engouement certain pour cette fascinante pathologie (19 ; 43 ; 53 ; 88).
- La **non reconnaissance du diagnostic** est illustrée par le délai moyen estimé à 14 mois entre les premiers signes facties et le diagnostic (24). En premier lieu le médecin commence par « croire le déni » convaincu et convaincant de la mère, puis la recherche infructueuse de l'origine des symptômes renforcera le zèle du médecin avec une répétition des hospitalisations. Pour le médecin, qui n'est ni juge ni détective, accepter le diagnostic de SMPP c'est reconnaître avoir été piégé dans son savoir et sa puissance. Ce que recherche la mère, c'est justement de détruire l'illusion commune de la soumission confiante et passive du patient devant la toute-puissance médicale. Elle

attaque la Parole du Maître en montrant deux choses : qu'il se trompe (donc qu'il est impuissant) et qu'il est dangereux. En le rendant aliéné à sa position de tout-savoir, elle attaque le médecin sur un plan narcissique et imaginaire si bien que celui-ci ne peut plus reconnaître son erreur.

- Le médecin et le personnel soignant sont convaincus de l'attachement de la mère à l'enfant à l'opposé d'une attitude suspicieuse. Le personnel de pédiatrie est soucieux de créer des interactions positives avec les parents (d'où les permissions de visites sans restriction pour les parents et aussi les hospitalisations mère-enfant). Ainsi la **relation « fusionnelle » mère-enfant** suscite une discrétion et un retrait de la part des soignants qui s'opposent à une possibilité diagnostique. Angoisse de séparation et hyperprotection ne sont pas des attitudes attendues en situation de maltraitance.
- Enfin pour éviter d'être démasquée, **la mère déménage** ou change de médecin ou d'hôpital. Si elle est découverte, elle nie toujours. Le développement des systèmes informatiques (carte vitale) en prise avec l'atteinte de la liberté individuelle n'a pas encore permis de colliger les avis de différents médecins sur un même enfant (vagabondage hospitalier), ni de permettre un suivi afin de prévenir la récidive (42).
- **Convaincre la justice** de la réalité de ce syndrome représente une véritable difficulté, notamment en Angleterre et aux Etats-Unis (95), où le thème de l'absence de preuve des sévices est récurrent. La méconnaissance du SMPP par les hommes de loi empêche aussi la prise rapide de mesures de protection pour l'enfant avec si nécessaire une séparation d'avec la mère.
- **Les limites sont parfois minces avec la normalité** des parents stressés (cf III E) et compte tenu de la difficulté d'apporter la **preuve du diagnostic** il faut compter sur un non-diagnostic inestimé probablement important (suspicion fréquente en médecine générale comme en pédiatrie).

D – Symptomatologie factice :

Retraçons maintenant brièvement les symptômes répertoriés dans les publications françaises et étrangères en s'inspirant largement des revues de la littérature faites en 1986 par Rosenberg (90) sur 117 cas, complétée en 1990 par Contamin et Abbou (24) sur 132 cas de SMPP, elle aussi complétée en 1996 par Hatier (48) sur 216 cas de SMPP s'échelonnant de 1977 à 1996. Ces travaux n'incluent pas les *formes cliniques sociales* du SMPP *«contemporain »* (fausses allégations d'abus sexuels) qui sont répertoriées à part (cf III F) ni *les formes psychiatriques* (fausses allégations de troubles psychotiques infantiles).

Notre travail n'est pas une revue exhaustive de la littérature mais une présentation des symptômes les plus fréquemment rencontrés **en pédiatrie** c'est-à-dire les *symptômes de l'enfant, produits, simulés et/ou allégués par la mère, dans le but d'obtenir une attention médicale conséquente et de déclencher de multiples démarches diagnostiques et thérapeutiques, au détriment de l'enfant.* Une telle liste ne peut être exhaustive même dans un but de prévention car il faut compter sur l'imagination illimitée de l'auteur des troubles. Les critères de choix des troubles factices reposent sur les connaissances médicales de la mère, sur ses lectures, sur les pathologies véhiculées par les médias ou sur l'opportunité d'utilisation d'un médicament. Les tableaux cliniques peuvent être compliqués et toucher plusieurs organes.

Etant donné la variété d'une classification, l'intrication des présentations cliniques souvent poly symptomatiques et la variété des méthodes de production ou de simulation des symptômes, nous avons choisi une présentation par symptôme dans l'ordre de fréquence décroissant, en précisant à chaque fois les méthodes de fabrication les plus connues (*troubles inventés par fausses allégations, simulés par falsification ou provoqués activement*) et les moyens diagnostiques leur correspondant.

SYMPTOME	METHODE DE STIMULATION et/ou DE PRODUCTION	MOYEN DIAGNOSTIQUE
Manifestations hémorragiques (saignements) : De toutes sortes : digestives (hématémèse, maeléna), hématurie, purpura, …	• *Production active :* 1. Intoxication aux anticoagulants (Warférine, raticides) 2. Intoxication à la phénolphtaléine 3. Exsanguination de l'enfant • *Falsification des analyses :* 4. Addition de sang d'origine exogène (menstrues de la mère, ponction veineuse ou prélèvement de blessure, viande crue) 5. Addition d'agents colorants.	1. Recherche toxicologique 2. Selles/couches positives 3. Mère prise sur le fait 4. Phénotypage (groupage HLA du sang retrouvé sur l'enfant) Marquage des érythrocytes au Cr^{51}, si hématurie : absorption de vitamine C pour identifier un prélèvement urinaire ultérieur 5. Analyse, lavage
Convulsions :	• *Fausses allégations :* 1. Comitialité inventée • *Production active :* 2. Intoxications (phénotiazines, imipramine, sel,) 3. Suffocation partielle (main, sac, …), pression des sinus carotidiens	1. Contexte des SMPP ; si des convulsions en présence de tiers sont rapportées, la vérification auprès de ceux-ci montre que c'est faux 2. Recherche toxicologique 3. Photos à but médico-légal des points de pression
Dépression du Système Nerveux Central : Somnolence, coma, ataxie…	• *Production active :* 1. Intoxication (psychotropes, insuline, aspirine, …) 2. Suffocation manuelle	1. Recherche toxicologique. Si hyper insulinisme, analyse du type d'insuline, peptide C. 2. Marques sur le nez, vidéo cachée, diagnostic d'exclusion

SYMPTOME	METHODE DE STIMULATION et/ou DE PRODUCTION	MOYEN DIAGNOSTIQUE
Apnées :	• *Production active :* 1. Suffocation manuelle 2. Intoxications (psychotropes) • *Fausses allégations :* 3. Apnées inventées	1. Marques sur le nez, vidéo cachée, diagnostic d'exclusion 2. Recherche toxicologique 3. Admission à l'hôpital
Diarrhées :	• *Production active :* 1. Intoxication aux laxatifs 2. Intoxication au sel	1. Selles/couches positives 2. Analyse du contenu gastrique
Vomissements :	• *Production active :* 1. Intoxication émérisante (IPECA) • *Fausses allégations :* 2. Vomissements inventés	1. Recherche toxicologique 2. Admission à l'hôpital
Fièvre :	• *Falsification :* 1. Falsification de prise de température 2. Falsification de feuille de surveillance • *Production active :* 3. Souillure de perfusion avec bactériémie	1. Vérifications répétées et notées 2. Vérifications répétées et notées 3. Germes souvent multiples, mère prise sur le fait
Eruption ou inflammation cutanée :	• *Production active :* 1. Intoxication 2. Grattage, scarification 3. Caustiques ou peinture	1. Recherche de toxiques 2. Diagnostic d'exclusion 3. Lavage
Asthme :	• *Production active :* 1. Non-observance active du traitement : traitement non donné ou surdosé • *Fausses allégations :* 2. Asthme inventé	1. Admission à l'hôpital 2. Diagnostic d'exclusion

SYMPTOME	METHODE DE STIMULATION et/ou DE PRODUCTION	MOYEN DIAGNOSTIQUE
Hyper Tension Artérielle :	• *Falsification :* 1. Falsification du tensiomètre 2. Falsification de feuille de surveillance	1. Vérifications répétées et notées 2. Vérifications répétées et notées
Lithiases urinaires :	• *Falsification :* 1. Addition de cristaux et de sang à l'urine • *Production active :* 2. Introduction de cailloux dans l'urètre	1. Analyse chimique et spectrophotométrique à infrarouge, absorption de vitamine C pour identifier ultérieurement un prélèvement urinaire 2. Analyse chimique et spectrophotométrique à infrarouge
AUTRES : (pour mémoire)	• Troubles hydro-électrolytiques par intoxication aux diurétiques, au sel ou par l'eau : cf troubles neurologiques et/ou digestifs • Hypoglycémie par injection d'insuline ; diabète factice par adjonction de glucose dans les urines et intoxication au sucre • Arrêts cardio-respiratoires : cf apnées • Ecoulements vaginaux récurrents par lavements gynécologiques ou applications locales de crème irritante • Ecoulement chronique de l'oreille par pénétration d'un objet dans le conduit auditif • Pseudo-obstruction intestinale chronique par intoxication aux barbituriques • Mucoviscidose par falsification des tests à la sueur, des stéatorrhées et des prélèvements bactériologiques	

E- STRATEGIE DIAGNOSTIQUE :

- Quel que soit le moyen de production ou de simulation du symptôme, la stratégie visant à établir la preuve du diagnostic est difficile. Le tableau ci-dessus résume les principales conduites à tenir pour amener l'établissement à la fois du diagnostic et de sa preuve. Il appelle cependant plusieurs remarques :
- Dès suspicion de SMPP, il est nécessaire de protéger l'enfant tout en rassemblant un maximum d'arguments dans un but médical et médico-légal. Les pédiatres à la recherche du diagnostic de SMPP disposent de méthodes diagnostiques à mettre en jeu de façon intriquée et deviennent alors détectives à la recherche de la preuve :

- *<u>Méthodes médicales subjectives</u>* : nécessité d'hospitaliser ou de maintenir l'enfant hospitalisé au besoin par une Ordonnance de Placement Provisoire (afin de protéger l'enfant, de pratiquer les tests nécessaires à la confirmation du diagnostic tout en supprimant l'escalade des thérapeutiques et des investigations inutiles, et de mettre en évidence une relation temporelle entre la présence de la mère et l'apparition des **symptômes qui perdurent dans 80% des cas pendant l'hospitalisation** alors que cependant l'hospitalisation reste le lieu idéal pour établir le diagnostic), éloignement de la famille (difficile à mettre en œuvre), vérification de l'anamnèse sociale et médicale, obtention d'une histoire familiale détaillée (antécédents de la mère, maladies inhabituelles dans la fratrie), interrogatoire systématique des personnes connaissant la famille (y compris l'instituteur, le médecin traitant, le père, le secteur social, …), vérifications des hospitalisations antérieures avec les conclusions des confrères.

- *<u>Méthodes médicales objectives basées sur les examens complémentaires</u>:* Tous ces tests utilisent l'imagination du médecin à la hauteur des intentions de la mère : phénotypage, groupe sanguin, marquage des érythrocytes au Cr^{51} absorption de vitamine C pour identifier ultérieurement un prélèvement urinaire, spectrophotométrie infra-rouge des lithiases urinaires, recherche toxicologique d'autant plus aboutie qu'elle est centrée sur un toxique précis en gardant si possible des échantillons comme preuves légales, polyenregistrements des constantes vitales ou de l'EEG ou des mouvements abdominaux (mis en jeux dans l'asphyxie par apnée manuelle).

- **_Méthodes inquisitrices (en coopération avec la justice)_** : essai d'exclusion du parent responsable, perquisition au domicile des parents dans le cadre de l'instruction judiciaire pour mettre en évidence les produits suspectés, surveillance vidéo.

- Les vidéos surveillance dans les cas d'étouffement et d'empoisonnement (laxatifs, vomitifs, anti-convulsivants, …) posent des problèmes éthiques (19 ; 43 ; 73 ; 88). Elles sont mises en place par certains lors de fortes présomptions de la responsabilité de la mère dans l'induction des troubles et prennent place comme décision collégiale multidisciplinaire. Les <u>réserves morales et éthiques</u> qui leur sont opposées sont _l'infraction au secret médical et à la vie privée de la mère_ (atteinte à la liberté individuelle) avec le risque de poursuite pénale des médecins par la mère, la _rupture définitive de la relation parent-médecin_ après révélation des faits (ce qui obère la prise en charge ultérieure), et la _réticence paradoxale possible de la justice_ malgré l'évidence formelle des enregistrements. Les partisans de la vidéo justifie leur choix par un <u>cadre légal</u> (images vidéos soumises au secret professionnel) dans un <u>but établi</u> (assurer la protection de l'enfant, ne pas accuser sans preuve). Il nous semble que cette pratique, si elle est anarchique dans un cadre non réglementé, n'est que la réplique « perverse » à la situation perverse induite par les troubles de la mère. Ces pratiques risquées se situent donc dans des réactions de contre-attitude ou de contre-transfert des soignants. La réalité brute des images concernant des _faits relevant de l'indicible_ annule la valeur thérapeutique de la parole (aveu) et disqualifie le professionnalisme médical.

F - PRONOSTIC MEDICAL :

Hormis la mortalité, il s'agit d'un aspect peu étudié dans les publications.

Mortalité :

Selon les études (48), elle varie de **<u>7 à 10 %</u>**. Notons que la mortalité infantile due aux maltraitances à enfants toutes sortes confondues est estimée de façon générale entre 1,4 et 2,8 % (32). Dans le cas du SMPP il s'agit donc d'une **donnée statistique majeure devant être gardée à l'esprit par tous les professionnels.**

Le principal facteur de risque semble être *certaines formes symptomatique* des troubles factices : les principales causes de décès sont les *asphyxies manuelles* et les *intoxications aux psychotropes, à l'eau ou au sel.*

Morbidité à court terme :

Le taux de morbidité à court terme est de **100%**. Il s'agit des *symptômes douloureux infligés et subis par l'enfant, et résolus sans difformité ni déficit fonctionnel permanent.* Contamin (24) et Rosenberg (90) avancent le chiffre de 75% de cas où la morbidité est due à la fois au parent responsable et à l'équipe médicale, et **les 25% restants uniquement dus aux interventions médicalisées**. Plus l'intervention médicalisée (examens complémentaires, traitements médicaux ou chirurgicaux) est **invasive** (chirurgie, pose de cathéters centraux, artériographie, etc) et plus le pronostic est péjoratif.

Morbidité à long terme :

Elle correspond aux *symptômes résultant en une difformité ou un déficit fonctionnel permanent.* Nous n'avons trouvé aucune étude précise concernant les ITT (Incapacité Temporaire Totale) et IPP (Incapacité Permanente Partielle) dans le cadre du SMPP.
La morbidité physique (à redéfinir) est évaluée entre 8 et 10% des cas selon les auteurs. Ce qui veut dire que dans 90% des cas aucune séquelle physique permanente n'a été mise en évidence. Ces séquelles dépendent du type de symptôme induit. On y trouve principalement (90) des séquelles chirurgicales après de multiples interventions sur le tube digestif, des séquelles neurologiques avec paralysies d'origine centrale, cécité corticale ou/et retard mental, des lésions articulaires avec boiterie et des transmissions de virus HIV par transfusion. Nombreux sont les multi-opérés de l'abdomen (laparotomie, colectomie ou iléostomie) prédisposés à des complications ultérieures.
La morbidité psychologique a été peu étudiée. Elle s'inscrit dans un contexte de comorbidité plus large que le SMPP (65) Elle n'est pas seulement la conséquence de la morbidité physique. Les nourrissons ont souvent des troubles du comportement alimentaire. Les enfants préscolaires sont souvent en retrait social, hyperactifs et opposants. Ces enfants manifestent souvent des préoccupations concernant leur intégrité

corporelle (peur d'être malade) ou se sentent menacés (peur d'être empoisonnés ou de mourir). En âge scolaire on trouve parfois un tableau d' « invalidisme chronique » avec des angoisses de séparation marquée. Ils semblent appendre rapidement à tolérer passivement les procédures médicales. Les mesures de restrictions imposées par leur mère (restrictions alimentaires, conditions de vie strictes, limitation des contacts sociaux) et l'absentéisme scolaire dû aux hospitalisations excluent et marginalisent l'enfant relativement tôt. Les plus âgés ont parfois des symptômes de conversion et peuvent coopérer avec la falsification parentale. A l'âge adulte se développent des troubles du comportement ou de la personnalité avec immaturité, instabilité affective, intolérance aux contraintes et facilité des passages à l'acte.

Enfin parfois le syndrome apparaît transgénérationnel, l'enfant victime de SMPP sera atteint à l'âge adulte d'un SM, de même que chez l'auteur du SMPP on retrouve des antécédents de SM dans l'enfance.

Morbidité dans la fratrie :

La **dimension systémique** de la pathologie est aussi évoquée par les troubles induits dans la fratrie : Hatier (48) cite chez les frères et sœurs : 11% décédés en bas âge de cause inexpliquée, 39% victimes de SMPP et 17% victimes d'abus physiques ou de négligences de soins. Ces chiffres sont très inquiétants puisque les 11% décédés en bas âge sont nettement au-dessus des normales de la population générale : statistiquement donc ce sont des homicides. Il apparaît donc de première importance que pour chaque suspicion de SMPP une enquête systématique sur la fratrie soit effectuée. L'extension d'un SMPP à la fratrie serait corrélée à l'existence de *graves troubles de la personnalité chez la mère*. Ainsi le risque d'extension du SMPP dans la fratrie, évalué selon les auteurs entre **9 à 25 %** des cas devrait également influer sur la prise en charge de l'enfant mais aussi de sa fratrie. L'enfant victime de SMPP est le plus souvent le **benjamin** de la fratrie, la mère reportant sur le dernier-né un comportement par procuration qu'elle induisait avant chez l'enfant précédent.

V : PSYCHOPATHOLOGIE

Le SMPP induit une très grande confusion autour de la relation complexe mère-enfant-médecin. Cette pathologie ne peut qu'interroger le psychiatre sur la personnalité de ces mères maltraitantes. Il ne s'est écoulé qu'un quart de siècle depuis les premières descriptions par Meadow en 1977 (66) et il nous semble étonnant qu'un profil type ait été dégagé par les pédiatres pour décrire ces mères - avec une liste de signaux d'alarme pour aider les pédiatres à les reconnaître - alors qu'aucune classification psychiatrique n'a pu rassembler ces mères typiques dans une structure psychopathologique unique.

Nous reprendrons ici les différents aspects théoriques de ces dysfonctionnements relationnels entre les trois personnages mis en scène dans le SMPP : la mère, son enfant et le médecin.

A - Profil type de l'inducteur du SMPP :

Il est remarquable que les *tous les auteurs s'accordent à reconnaître un profil-type de l'inducteur des troubles factices, ce qui contraste avec l'extrême variété des troubles factices et des désordres psychiatriques présentés par l'inducteur.* Ce profil type concerne les caractéristiques sociales et familiales, les antécédents médicaux et leur dysfonctionnement psychopathologique à la relation médicale ; il n'inclut donc pas directement les troubles psychiatriques qui restent assez variés.

Là encore, notre travail s'inspire des revues de la littérature de Rosenberg en 1987 (90), de Contamin et Abbou en 1990 (24) et de Hatier en 1996 (48) ; chaque revue complète la précédente et celle de Rosenberg garde une grande notoriété. Rappelons un effectif d'environ 250 cas depuis 1977. Notons que la validité des chiffres avancés n'a pas la valeur d'une enquête méthodologique puisqu'ils sont basés sur des cas signalés (biais de sélection important liés aux signalements) .

Lien à l'enfant :

La **mère biologique de l'enfant** induit les troubles factices dans la grande majorité des cas (environ 92%). Rarement (3%) il s'agit de la mère adoptive, de la belle-mère ou de la grand-mère, et de façon rarissime de la baby-sitter ou des deux parents (complicité active).

Les parents sont le plus souvent **mariés** et mènent une vie commune, bien que la plupart du temps le **père soit très distant** : de façon physique (profession, service militaire, emprisonnement, …) ou affective. Il est exceptionnellement complice (1,5%).

La participation du père comme seul inducteur ne concerne que 5% des cas environ. (81) Ces pères inducteurs de SMPP provoquent une symptomatologie souvent plus aiguë et plus grave (apnées manuelles, administration de psychotropes, intoxication au sel) (48). On retrouve ici une notion de sexuation du geste *infanticide* (26) : l'agir de l'Homme se fait sur un mode plus actif et violent (jeter, frapper, étrangler l'enfant) et celui de la Femme sur un mode souvent plus passif et plus patient (asphyxier, empoisonner, négliger activement).

Compte tenu de la rareté des cas où l'inducteur n'est pas la mère biologique, se pose l'hypothèse pour ces pères, ainsi que pour les mères adoptives et autres belles-mères, de leur identification à la mère biologique.

Age :

L'âge moyen des mères est de **29 ans**.

Profession :

Bien que la profession de la mère reste **inconnue dans 45 % des cas** de SMPP décrits, et que dans 20% des cas elle est mère au foyer ou au chômage, il est remarquable que dans presque tous les cas où elle travaille, il s'agisse d'un **métier centré sur l'enfance, dont 30% en lien avec une fonction soignante**. Souvent la mère a commencé des études mais sans aller jusqu'au diplôme.

Antécédents psychiatriques :

Les antécédents psychiatriques restent **inconnus dans 50%** des cas décrits ; l'approche psychiatrique reste rare car le syndrome est surtout connu des pédiatres.

Lorsqu'une recherche des antécédents psychiatriques est réalisée, elle est positive dans 80 % des cas (48) où on retrouve majoritairement :
- des pathologies organiques graves ou répétées dans l'enfance (Meadow (68) parle de traumatisme infantile important ayant nécessité un suivi médical plus ou moins invasif) ou des **somatisations** en rapport avec l'histoire familiale voire même des **syndromes de Munchausen** (il n'existe aucune statistique convenable sur ces antécédents puisque les chiffres varient selon les auteurs de 7 à 80 % des cas)
- des troubles dépressifs émaillés de **tentatives de suicides** (60% des cas)
- des troubles de la personnalité de type **hystérique** (avec traits manipulateurs et mythomanie), **limite** (les passages à l'acte protégeant de la dépression) ou parfois même **psychotique** (l'enfant est utilisé symbiotiquement comme partie du corps maternel)
- des **conduites addictives avec ou sans drogues** (addiction médicamenteuse ou toxique, troubles du comportement alimentaire, abus d'alcool)

Nous allons maintenant revenir sur la diversité de ces antécédents en nous attachant aux divers systématisations psychopathologiques qui ont été élaborées à propos de ce trouble: intégration dans les troubles de la personnalité, psychose, désordre systémique familial ? ...

B - Fonctionnement familial :

Pour de nombreux auteurs, la dimension systémique du SMPP prévaut (45 ; 92) comme le montrent certaines **caractéristiques psychopathologiques familiales**:

- Dans ces familles existe un **mode de vie « clanique »** avec primauté du groupe familial sur l'autonomie de chaque membre et évitement des contacts en dehors de la famille , expliquant notamment la soustraction de l'enfant aux soins et la protection relative de l'inducteur des troubles. Meadow (68) décrit des mères qui entretiennent des relations de dépendance affective vis-à-vis d'un mari qu'elle mésestiment. La maladie de l'enfant permet la sauvegarde, précaire, de relations conjugales défaillantes. Cette hypothèse systémique « clanique » se rapproche des situations rencontrées dans les familles à inceste (83) dans le cas du type de famille « hypernormales »: avec mariage précoce et relation conjugale stable, nombreux enfants, difficultés pour les enfants d'acquérir autonomie et indépendance, père rigide et autoritaire; mais dans le cas des SMPP ce seraient *les mères qui auraient ce rôle autoritaire et dominant.*

- Grâce à la procuration, **la mère réglerait ses propres conflits avec son mari**. Celui-ci, fréquemment absent physiquement ou psychiquement, serait d'autant plus « facilement idéalisé parce qu'impuissant » (29). L'intentionnalité agressive contre le père serait projetée sur l'enfant.

- Il existe un **aspect transgénérationnel des réactions face à une pathologie** réelle ou fictive ou face à un comportement maltraitant, les passages à l'acte compulsifs sur l'enfant permettant la maîtrise ou le contrôle de traumatismes infantiles de la mère. Le SMPP semble alors consécutif à un mode rigide de fonctionnement familial, où les relations intra-familiales s'organisent autour d'un *« mythe » fantasmatique et illusoire* reproduisant des antécédents similaires d'exploitation ou d'abus et permettant d'éviter les conflits.

- **La relation mère-enfant est fusionnelle**, complexe et ambivalente, aboutissant quand l'enfant grandit à une *complicité* passive (réactions de banalisations, minimisation, dissimulation des troubles, voire déni simple) ou active (participation à l'induction des symptômes). Les troubles factices sur l'enfant deviennent l'expression d'un amour maternel faussé avec *primauté de l'angoisse de perte d'amour* sur les conséquences physiques des symptômes.

Les propositions faisant suite à cette analyse systémique (29) semblent intéressantes (évaluer et prendre en charge le système familial dans sa globalité) mais difficiles à mettre en œuvre compte tenu des obstacles à la reconnaissance et au diagnostic de SMPP. Elles restent bien sûr porteuses de sens à un niveau individuel pour comprendre la mère inductrice.

C - Remarques sur l'archétype de la mauvaise mère :

La description d'un profil type de la mère inductrice de SMPP a été élaboré essentiellement par des pédiatres. La relative absence d'ambivalence rapportée aux sentiments maternels, qui apparaissent essentiellement négatifs, offre une figure emblématique de la « mauvaise mère » à l'usage des médecins (qui ont été trompés et abusés par elle). Il s'agit donc ici de l'inscription en négatif de l'image de « la bonne mère », que le mythe social départit de toute agressivité, offrant ainsi l'économie de l'ambivalence normale des sentiments maternels:

« L'amour maternel est toujours difficilement questionnable, et la mère reste, dans notre inconscient collectif, identifiée à Marie, symbole de l'indéfectible amour oblatif ».
Badinter (6)

La littérature enfantine assure une constante réassurance sur la solidité des sentiments maternels. Elle conduit presque toujours au triomphe de « l'instinct maternel naturel». La mauvaise mère reste taboue, monstrueusement insupportable. La situation de maltraitance par la mère est abordée à travers les méchantes marâtres, belles-mères et ogresses diverses. La caricature proposée de la mauvaise mère semble nécessaire comme exutoire et permet d'épargner la mère réelle conservant à son amour un aspect sacré.

Le SMPP fixe l'attention sur la mère. Il existe peu d'études sur la psychopathologie de l'enfant victime (65). La psyché de l'enfant, ignorée en premier lieu *par la mère,* semble l'être aussi par les praticiens. Tout enfant (et ce d'autant plus qu'il est moins âgé) paraît susceptible d'être victime d'un SMPP, ce qui explique peut-être en partie la fascination qui entoure ce syndrome malgré son extrême rareté. En effet, la dépendance absolue dans les premières phases de la vie à la toute-puissance de la mère renvoie tout-un-chacun à l'imaginaire enfant victime qu'il aurait pu être. En offrant un modèle idéal de mère coupable, le spectre monstrueux de la mère inductrice de SMPP permet d'exorciser ses propres angoisses infantiles liées à la dépendance de la toute-puissance de sa mère.

La fascination exceptionnelle du SMPP est partie liée avec la « protection » de la supposée bonne mère. A partir des travaux de Mélanie Klein (55), la psychanalyse puis la pédopsychiatrie ont assuré le succès des concepts de bonne et mauvaise mère. Rappelons que, selon Klein (62), le dualisme pulsionnel du psychisme du bébé est à l'origine de la *position schizoparanoïde*, le bébé projetant sur l'extérieur ses mauvaises expériences (mauvais objet constituant la préforme du Surmoi) et introjectant à l'intérieur les bonnes expériences (bon objet constituant la préforme du Moi). Cette phase est suivie de la *position dépressive* où le nourrisson de 12 à 18 mois reconnaît, grâce aux expériences répétées du maternage, l'unicité du bon et du mauvais objet, **l'unicité de la bonne et de la mauvaise mère** (face à cette unicité, l'enfant ressent une angoisse dépressive et de la culpabilité en raison de la haine et de l'amour qu'il porte envers le même objet). Winnicott (93), quant à lui, décrit une période de *préoccupation maternelle primaire* se terminant quelques semaines après l'accouchement (donnant à la mère la capacité de se mettre à la place de son enfant et de répondre à ses besoins), suivie d'un nouvel état : celui de la **mère suffisamment bonne** (c'est-à-dire présentant des défaillances transitoires mais qui ne sont jamais supérieures à ce que son enfant peut éprouver).

Durant 2 à 3 décennies et ce peut-être en relation avec leur succès, il semble que les conceptions de *bonne ou mauvaise mère* ont dues être mal comprises : en effet il ne s'agit pas pour Klein de 'bonnes ou mauvaises mères' *réelles* mais de *représentations* actives dans le fonctionnement psychique de l'enfant avant qu'il n'évolue vers la position dépressive. Dans le langage public, ces appellations ont fait fortune. Winnicott a alors voulu rappeler que, même si bonnes et mauvaises mères pouvaient exister en tant que concept relatif au clivage, la plupart des mères *réelles* sont suffisamment bonnes, c'est-à-dire bonnes *et* mauvaises, et que cela suffit pour que l'enfant puisse grandir. Il s'agit donc de concepts ou de métaphores qui ne doivent pas être confondus avec la mère réelle. La pédopsychiatrie elle-même a été, pendant une période, très culpabilisante envers les mères, utilisant largement le concept de *mère psychogène* (notamment pour la psychose et l'anorexie). Ces tendances accusatrices passées de mode ont été peu élaborées. Dans le syndrome de Münchhausen par procuration, le fonctionnement clivé de la mère nous renvoie à ce clivage initial entre bonne et mauvaise mère. En effet, le déni initial fait d'abord refuser de reconnaître les aspects destructeurs de la mère. Ensuite, la *fascination* naît de l'évidence de ces aspects maltraitants finalement dévoilés (d'autant plus grande pour le pédiatre qu'il a été abusé et est donc partie prenante). Cette fascination opère donc un retournement qui conduit à nier les motions tendres de ces mères comme auparavant elles déniaient leur agressivité (dans un fonctionnement qui reste clivé).

Replacer le SMPP dans son domaine psychopathologique nous semble primordial. Puisque l'hypothèse apparaît vraisemblable que l'hostilité et la fascination du médecin à l'encontre de ces mères renvoient au fonctionnement psychique clivé de la mère, il appartient au psychiatre de montrer la complexité de ce syndrome et d'en marquer l'ambivalence.

Tant la description de la mère dans le SMPP que la publicité associée à ce syndrome semblent déterminés par le retour dans le réel d'une représentation refoulée :l'image clivée de la mauvaise mère.

L'accusation de *mauvaise mère dysfonctionnelle* n'a pas de fondement moral ou judiciaire (même si elle doit parfois être replacée dans le système judiciaire à cause de la réintroduction du symbolisme). L'institution juridique punit une mère dont les actes n'apparaissent pas motivés consciemment : beaucoup d'auteurs insistent sur les mécanismes de déni à l'œuvre. Il n'est pas certain que les déterminations psychiques d'un tel acte soit facilement comprises d'un jury, ce qui explique probablement la constatation de l'alternance de peines très sévères et d'acquittement.

D - Psychopathologie maternelle :

En ce qui concerne l'approche psychopathologique des mères inductrices de SMPP, diverses hypothèses sont décrites. Pour en montrer la complexité, voici ce que reflètent les tests projectifs (Rorschach et TAT) quand ils sont appliqués à la mère inductrice de SMPP (18): ils trouvent souvent une fragilité des défenses en rapport avec une pathologie du narcissisme, des identifications oscillantes entre agresseur-agressé, un vécu abandonnique, le tout pouvant faire évoquer une structure psychotique ou une personnalité « limite ». Dans d'autres cas, ce sont les traits hystériques et surtout passifs-dépendants qui sont prévalants. Un fond dépressif est presque toujours présent, entraînant éventuellement des tentatives de suicide, mais parfois dissimulé derrière un comportement pervers.

La personnalité de la mère coupable questionne le psychiatre et l'expert. Aucune classification psychiatrique actuelle ne lui est spécifique, mais une chose semble sure : l'existence d'une psyché organisée, installée dans la durée et dans un contexte spécifique. Face aux demandes somatiques et à l'attitude médicale de la mère, comment appréhender ce psychisme inatteignable dominé par le déni ?

Il nous paraît important de commencer cet essai de compréhension par les études psychopathologiques sur la puerpéralité et l'infanticide qui permettent d'éclairer en partie le comportement agressif maternel.

PUERPERALITE , FILIATION NARCISSIQUE ET METONYMIE :

Le passage à l'acte maltraitant d'une mère sur son enfant, très souvent avant un an dans les formes classiques de SMPP, peut nous interroger sur l'intégration du SMPP dans les pathologies du post-partum. Dans le SMPP le plus typique (active inducers) les victimes sont les derniers-nés de la fratrie et souvent des nourrissons (48 ; 75 ; 80). Plusieurs auteurs font l'hypothèse traduite dans la notion de transparence psychique (26) que l'état de maternité facilite le retour des représentations infantiles inconscientes. Elle peut ainsi être la source de la reviviscence de conflits infantiles refoulées exprimées à travers l'attachement pathologique à l'enfant.

D'abord décrit pour comprendre la psychose puerpérale, le modèle matriciel de filiation narcissique (26) permet de mieux comprendre les processus en jeu dans le SMPP : *Guyotat décrit la psychose puerpérale comme une forme de délire de filiation projetée sur la descendance. Avec la grossesse, apparaît le fantasme de filiation narcissique solitaire, unisexuée, souvent orientée vers la descendance. Représentation imaginaire d'une filiation de corps à corps, métonymique, elle dénie le tiers paternel. Le père n'est pas situé dans le langage, ni représenté dans la fécondation. Mythe parthénogénétique, le délire implique la communauté des origines et s'accompagne parfois de la représentation d'une immaculée (ou diabolique) conception. Si le père institué est éliminé, sa présence réelle va permettre de limiter ces fantasmes et favoriser le passage de « je suis enceinte » à « j'attends un enfant ... ».* Cette atteinte de la filiation, *révèle un défaut, un manque dans la « structure fragile de la mère ».* Dans les antécédents des malades on retrouverait des éléments traumatiques touchant à la filiation : décès, imago paternels et maternels déficients, expériences de rejet et d'abandon dans l'enfance. *Descendance née de l'inflation narcissique, elle s'accompagne du fantasme de mort de l'enfant réel. L'enfant est une duplication ou un complément de la mère.*

Dans le cas du SMPP, l'enfant reste très lié narcissiquement à la mère, comme objet appartenant à son corps propre. **L'ambivalence maintenue dans une relation « fusionnelle » apparaît** au premier plan. La duplicité maternelle, fruit du clivage, la conduit à (faire) attaquer le mauvais objet que l'enfant vient représenter tout en prétendant agir au nom de son bien. Cette position rappelle celle parfois rencontrée dans certains suicides altruistes où la mère en dépit de son projet initial s'épargne après avoir tué ses enfants. On trouve ici deux mécanismes d'identification : la délégation et la répétition. Il nous semble en effet exister une ***répétition*** du masochisme qui au lieu d'être transformée en sadisme est déplacée sur un objet narcissique et une ***délégation*** (par procuration) sur le modèle basique du bouc-émissaire (toujours mieux de sacrifier quelqu'un d'autre que soi). Cette délégation se fait par **identification projective** que Ionescu (50) définit ainsi : *mécanisme consistant en un fantasme dans lequel le sujet imagine s'introduire partiellement ou en totalité à l'intérieur de l'autre, tentant ainsi de se débarrasser de sentiments, de pulsions ressenties comme indésirables, et cherchant de cette façon à nuire,* *à posséder et à contrôler cette autre personne*. Ainsi la mère attaque le mauvais en elle (perception de son enfant comme prolongement d'elle-même) tout en s'épargnant.

Les attaques de soi avant la maternité (antécédents de tentatives de suicides et d'auto mutilations retrouvées dans le profil-type de l'inducteur) semblent confirmer ces hypothèses.

Les troubles puerpéraux que constituent la psychose puerpérale et l'infanticide portent à des degrés variés la marque du déni et s'accompagnent d'une extrême agressivité envers l'enfant . Remarquons que le déni ne porte pas sur le même objet dans la psychose puerpérale (déni de l'enfant réel, déni portant sur la filiation) et dans l'infanticide maternel (déni de grossesse, déni du geste infanticide).

INFANTICIDE :

Qu'en est–il de la conscience de ces mères de mettre en danger la vie de l'enfant ou plutôt qu'en est-il de notre compréhension d'une conduite destructrice qui mène dans 10 % cas au filicide (sans compter les antécédents fréquents de décès dans la fratrie qui laissent supposer l'existence possible d'infanticides antérieurs masqués sous la forme de mort subite) ? Dans le SMPP on flirte avec la mort mais il n'a jamais pu être démontré de désir délibéré de nuire.

Chez l'être humain, l'instinct maternel est tout sauf un instinct de l'espèce : c'est un libre choix excluant toute fatalité, aussi toutes les perversions possibles de ce choix sont possibles jusqu'à l'extrémité que constituent néonaticides et filicides (meurtre d'un enfant). Il convient ici de séparer ces crimes parentaux selon le parent meurtrier : (89)

- <u>filicide d'origine paternelle</u> :

Il a été totalement banni par la société notamment depuis le sacrifice d'Isaac par son père Abraham. La théorie de Money (82) sur les paléodigmes [modèles transgénérationnels de transmission de mythes, contes ou paraboles dont la perpétuation au travers des siècles ont une influence sociale] veut montrer que le sacrifice interdit d'Abraham peut s'appliquer au SMPP, le rapportant à une conception de l'histoire de l'humanité. Ainsi, au terme de l'alliance Abrahamique (refus du sacrifice de l'enfant substitué par la circoncision, infanticide en miniature) (8), les traditions judaïques, islamiques ou chrétiennes transmettent fidèlement l'exigence « tu épargneras l'enfant ». Toutefois pour reprendre cette idée des paléodigmes, il semble plus pertinent d'évoquer le mythe de Médée à propos du SMPP, s'agissant d'un crime maternel, bien qu'il n'ait pas dans la culture européenne le retentissement qu'a eu le récit du sacrifice d'Isaac. Plus tard, dans d'autres civilisations proches de la nôtre (gréco-romaine par exemple) les parents, surtout le père, conservent droit de vie et de mort sur l'enfant. La situation des enfants en France s'est franchement améliorée dès la fin du XIXième siècle, notamment avec les restrictions apportées au droit de correction paternel. Aujourd'hui , en s'appuyant sur les 10 principes proposés en 1923 dans la première Déclaration des Droits de l'Enfant dite *Déclaration de Genève,* les pays membres des Nations Unies ont adopté en 1989 la Convention Internationale des Droits de l'enfant.

- infanticide d'origine maternelle :

On distingue ici le néonaticide (nouveau-né âgé de moins de 24h), qui est quasi exclusivement un crime maternel, et le filicide (enfant âgé de plus de 24h). **La société a une attitude marquée par le déni envers l'infanticide d'origine maternelle**. De tout temps, un nombre très important d'infanticides n'ont pas été signalés (26). Comme en témoignent les statistiques récentes, le chiffre d'infanticides observés dépasse largement celui des infanticides jugés. Puisque l'amour maternel est uniquement connoté de bons sentiments (partie clivée représentant la bonne mère), la société et la justice condamnent sévèrement ces meurtres quand ils sont jugés, alors que paradoxalement la clémence relative demeure la règle pour cacher ces crimes (mécanisme de déni). Les filicides tardifs (enfants âgés de plus d'un an) sont dominés par les suicides altruistes et les psychoses maniaco-dépressives maternelles.

Le SMPP quand il aboutit au décès de l'enfant s'inscrit naturellement parmi les filicides d'origine maternelle, bien que le moyen du crime présente une originalité certaine.

L'agressivité est au centre de l'action ici infligée au corps de l'enfant par sa mère. Cette agressivité (7) « résulte d'une incapacité à supporter la tension inhérente au respect du principe de réalité, ce qui inclut l'égard pour l'objet. » Nous allons donc tenter de cerner les principaux concepts utiles dans le SMPP pour nous permettre de saisir le sens des pulsions agressives .

L'étude des conduites agressives maternelles nous conduit à plusieurs hypothèses que nous allons développer:
- soit il s'agit d'un **scénario pervers** et le clivage s'apparente à celui du fétichisme,

- soit ces conduites, relèvent d'une expression de « l'agressivité libre » de Bergeret (12) traduisant un conflit **narcissique**, sans scénario pervers. Le modus operandi rend discutable a priori cette conception,
- soit encore cette violence s'apparente à celle que décrit Bergeret (10): forme intermédiaire, **violence fondamentale sous sa forme de pervertisation secondaire**. L'intégration des pulsions agressives au fonctionnement narcissique entre dans le cadre de l'aménagement pervers décrit par Bergeret (10) : il s'agit essentiellement de tenir l'objet à sa merci, sans souci de son propre narcissisme. Selon Balier l'agressivité qui sert toujours à la domination de l'autre revêt des formes beaucoup plus subtiles que dans la brutalité du passage à l'acte, « visant à ramener l'autre à la fonction et au statut d'objet entièrement assimilable et donc à neutraliser le sujet désirant. ». Cette conception nous semble la mieux adaptée au SMPP :

PERVERSION, CLIVAGE DU MOI ET DENI :

Chez certaines personnalités qui passent facilement à l'acte se côtoient deux modes de fonctionnement traduisant une forme de clivage du Moi (7): « l'un qui opère à un niveau archaïque, responsable de la répétition des passages à l'acte dont se trouve évacués les processus de mentalisation, l'autre qui est d'ordre névrotique, capable de tenir compte du principe de réalité ».

Freud (35) décrit le clivage en utilisant comme référence initiale le fétichisme. Il expose que **le déni est un mode de défense relatif au clivage qui est d'ordre structural** (7). Il est très explicite lorsqu'il décrit le Moi de l'enfant en butte à une revendication pulsionnelle puissante : « Il doit maintenant se décider : ou bien reconnaître le danger réel, s'y plier et renoncer à la satisfaction pulsionnelle, ou bien dénier la réalité, se faire croire qu'il n'y a pas de motif de craindre, ceci afin de pouvoir maintenir la satisfaction. » Le clivage se réaliserait (7) lorsque la capacité synthétique du Moi est dépassée, notamment sous l'influence d'un traumatisme.

Ionescu (50) définit ainsi le clivage : *action de séparation, de division du moi (clivage du moi) ou de l'objet (clivage de l'objet) sous l'influence angoissante d'une menace, de façon à faire coexister les deux parties ainsi séparées qui se méconnaissent sans formation de compromis possible* ; et le déni : *action de refuser la réalité d'une perception vécue comme dangereuse ou douloureuse pour le moi.*

Notons que dans la perspective Kleinienne, il ne s'agit pas de clivage du Moi à proprement parler, mais de clivage entre bons et mauvais objets qui deviennent des objets introjectés.

Mélanie Klein (56) expose que les fantasmes sadiques liés aux stades sadique-oral et sadique-anal mis en évidence chez tous les enfants normaux s'adressent à des objets aimés (bons et mauvais objets internes à la mère) (64). Le nourrisson attaque le corps de la mère (morsure, ingurgitation, urines, fèces, ...) lors de la différentiation enfant/mère (**sadisme infantile précoce**) avant la mise en place de processus de défense contre le retour de ces pulsions sadiques sur soi. Lors du complexe d'Œdipe lié à cette phase, ces tendances se trouvent dirigées contre le parent du même sexe à l'intérieur de la mère (objet partiel dans une scène se situant à l'intérieur du corps de la mère) et sont ensuite refoulées, laissant place à une imago cruelle et mortifère dans le Surmoi.

Pour Anna Freud (7), chez le criminel, ces fantasmes sont refoulés de manière très intense et précoce par un Surmoi cruel et primitif après des expériences traumatisantes. Ils poussent ensuite le criminel sous l'emprise de l'angoisse et de la culpabilité à passer à l'acte, constituant ce faisant une tentative d'échapper à sa situation œdipienne.

NARCISSISME, AGRESSIVITE LIBRE, VIOLENCE FONDAMENTALE ET PERVERTISATION SECONDAIRE :

Dans son chapitre sur *l'agressivité libre* Balier (7) fait référence à la pulsion d'emprise conçue par Freud lors de sa première théorie des pulsions : « émanation de la cruauté infantile, elle tend essentiellement à s'assurer la domination de l'objet, sans égard pour lui et sans tenir compte de sa souffrance ». Ce n'est que secondairement qu'elle peut être mise au service de la sexualité et devenir alors une pulsion sadique.

Bergeret (12) y fait largement référence dans sa conception de la « violence fondamentale ». Animée ni par la haine ni par l'amour, instinct de survie reposant sur un fantasme primaire, elle existerait non sexualisée, avant les fantasmes originaires et se résumerait par la formule « moi ou l'autre » ou « moi ou elle » puisqu'il s'agit des premières relations de l'enfant avec sa mère. Ce n'est que secondairement que la violence fondamentale se lierait à la libido et pourrait alors évoluer et s'élaborer à travers les différents stades de la personnalité. L'environnement joue un rôle important dans la mise en représentation de la violence fondamentale. Aussi, la carence imaginaire environnementale est-elle responsable de la structuration défaillante du fonctionnement mental de certains sujets. J.Bergeret cite S.Isaacs, pour laquelle il y a une totale réversibilité des rôles attribués au sujet et à l'objet dans la fantasmatique primitive : dévorer ou être dévoré, tuer ou être tué. Selon Balier : « C'est grâce à l'imaginaire de la mère que peut se construire ensuite une élaboration, impliquant l'intrication des pulsions, dans une fantasmatique tour à tour orale, phallique et génitale ».

Dans le SMPP, cette réversibilité nous semble criante, l'enfant devenant l'objet dangereux comme l'est pour la mère l'imago maternel, mais ces conduites agressives maternelles connaissent indiscutablement une « pervertisation secondaire » offrant une place obscure mais certaine à la figure du médecin (ou du juge). Le scénario maltraitant parait tellement construit avec une forme consistante du déni qu'il rappelle le scénario pervers.

TRAUMATISME D'ORIGINE MEDICAL ET RENVERSEMENT ETHIQUE:

Beaucoup d'auteurs mettent en évidence chez les mères inductrices de SMPP :
- des antécédents de **pathologies organiques graves ou répétées dans l'enfance de la mère** (68) ou des **somatisations** en rapport avec l'histoire familiale voire même des **syndromes de Munchausen**,
- des antécédents de tentatives de suicide (60 % selon Hatier(48)),
- une formation médicale ou paramédicale fréquente.

L'hypothèse de traumatismes infantiles supposés participer à l'organisation du fonctionnement psychopathologique de la mère est encore insuffisamment démontrée. Leur nature exacte, faute d'enquêtes solides à ce sujet demeure encore floue. Sont-ils précoces? Mêlent-ils carence affective et soins médicaux invasifs ? C'est notre hypothèse au regard des antécédents biographiques et médicaux de ces mères.

En effet le discours médical est souvent marqué, si ce n'est par le déni, au moins par la dénégation de la souffrance subie. Le discours maternel y adjoint la perversion en un renversement éthique : la prise en charge médicale invasive dans un but thérapeutique le devient pour le seul objet de la satisfaction maternelle. L'acte médical est renversée dans son éthique : l'enfant souffre soi-disant pour son bien, imposture dont la mère a pu éprouvé le sentiment et peut-être en certains cas le ressentiment. Cette hypothèse semble en certains cas corroborée par les fréquents soins dont elle-même ou un proche ont été l'objet durant son enfance..

L'érotisation des soins semble avoir été précoce. L'excitation qui les accompagne aurait favorisé, le masochisme maternel. Cette composante masochique aurait trouvée son accomplissement à travers le sadisme exercé sur l'enfant. Des fantasmes sadiques ont pu directement se faire jour à l'occasion de la maladie d'un proche.

Pour Binet (15 ; 16) : ces mères agissent sans cesse le paradoxe : *« Je ne peux aimer mon enfant qu'en le soignant ». Cette érotisation d'un traumatisme antérieur signe le paradoxe du SMPP : le mauvais à vivre devient bon en soi. C'est là où bien souvent on accède au traumatisme encrypté qui les a enfermées dans ce paradoxe : étant enfant , elles ont elles-mêmes été victimes d'un amour destructeur ou tout au moins d'une absence de reconnaissance de leurs besoins.*

Ainsi, l'agressivité maternelle trouve sa source et organise son développement sur des registres archaïques, sur le mode du clivage et du déni parfois associé à un traumatisme infantile d'origine médicale, agressivité réactivée sur un registre narcissique lors de l'accession à la maternalité, l'enfant étant utilisé comme objet , prolongement de son propre corps.

ENTRE NEVROSE ET PSYCHOSE:

La confusion qui règne en ce qui concerne la nosographie peut aussi être illustrée par différents troubles de la personnalité souvent cités (48) à propos de la mère inductrice de SMPP:

- de <u>type hystérique</u> par sa quête affective, sa quête d'attention, l'exhibition de son enfant, le simulacre de ses relations avec le corps médical (l'Autre du Savoir) lancé comme un défi.
- de <u>type narcissique</u> par son besoin d'admiration (être reconnue « bonne mère ») sans égards pour autrui (ni pour son enfant dont elle ne mesure pas le vécu douloureux, ni pour le médecin qu'elle met en position d'admirateur et de bourreau) et fuyant sa dépression à la moindre critique.
- de <u>type antisociale</u> notamment sous la forme des Doctor Addict (irritabilité et agressivité à l'égard des médecins) , indifférence à ses actes et absence de remords, impulsivité et facilité à passer à l'acte.

- de type borderline avec avant tout une dépendance relationnelle et la recherche de relations intenses, mais de façon déniée, la menace de séparation induisant des comportements agressifs et/ou pervers.

Remarque : Cette association de troubles de la personnalité rappellent deux situations analogiques qui mériteraient pour cela d'être développées plus longuement : il s'agit d'une part des anorexies mentales dont certaines similitudes trouvent résonance dans le SMPP, et d'autre part de la névrose hystérique, évoquant le personnage à multiples facettes *selon le mot de L.ISRAËL, et dont les principales facettes sont retrouvées dans le groupe B des troubles de la personnalité du DSM IV (2).*

Enfin peut-on considérer qu'en certains cas le concept d'état-limite s'apparente à une forme actuelle ou contemporaine de l'hystérie, consécutive à des traumas précoces réels qui ont abouti à des clivages s'exprimant par des symptômes hystériformes ou schizoïdes (31) ?

Il émerge ainsi un processus appartenant à la psychose et à la névrose sans recouvrir l'une ou l'autre (soit « la limite comme structure » (11)). Les troubles limites de la personnalité décrits par O.Kernberg (54) selon une approche kleinienne sont marqués par une faiblesse spécifique du Moi et un état de clivage entre bons et mauvais objets avec comme mécanismes de défense : l'idéalisation primitive d'un sujet protecteur, le déni d'attitudes contradictoires ou d'émotions, le sentiment d'omnipotence et enfin l'identification projective que Ballier (7) décrit comme suit : [Il s'agit pour le sujet d'externaliser les images de soi et d'objets internes totalement mauvaises : de ce fait, l'objet externe devient dangereux. La projection diffère des projections habituelles en ce sens que le sujet reste proche de l'objet par absence de délimitation du Soi et de l'objet. Il y a un phénomène d'empathie qui donne un sentiment de proximité intolérable dont le sujet cherche à se dégager, soit par un contrôle de l'objet externe, soit par un désir d'attaquer et de détruire l'objet avant d'être détruit soi-même. Il y a une inaptitude à la dépression par absence de sollicitude à l'égard d'un objet total qui serait à la fois bon et mauvais ; la dépression de ces sujets ressemble plutôt à une rage impuissante. Dans la conception de la pulsion d'emprise, ce qui est visé dans la relation, c'est le sujet désirant. Il y a une volonté de neutralisation de l'autre, de réduction de toute altérité. Pour cela, le sujet dispose de deux voies : la problématique perverse et la voie obsessionnelle]. C'est bien ce qui se passe dans le SMPP avec le recours au passage à l'acte de nature perverse, masquant la dépression maternelle toujours sous-jacente, qui ne peut jamais combler le sentiment de vide à l'état permanent éprouvé par la mère, et ses passages à l'acte compulsifs.

L'interaction sado-masochiste entre la mère et son enfant est déshumanisée : l'enfant est utilisé comme objet fétichiste pour contrôler les relations extérieures. Il existe probablement une espèce de désir excité au moment où l'enfant risque de mourir.

Il reste à élaborer cette piste théorique où nous a amené ce travail et surtout à la confronter à une clinique plus directe.

E - L'enfant et le concept de dépendance :

L'identification mère-enfant est si forte dans le SMPP que l'enfant dont nous allons d'abord parler est à la fois l'enfant malade qu'a été la mère, et l'enfant à qui elle fait subir une pathologie factice.

Etudiant la maladie chronique chez l'enfant, B.Golse (44) envisage les concepts de dépendance et d'autonomie. Il part de l'article publié en 1930 par Anna Freud et Thési Bergman sur le « retentissement de la maladie physique sur la psychologie de l'enfant » qui étudie la régression dans l'économie libidinale de l'enfant malade et dans lequel prime le retentissement de la maladie sur la maladie elle-même ; y sont analysés 3 facteurs possiblement traumatisants : les soins, les mesures médicales et les interventions chirurgicales. Le corps et ses altérations suscitent alors un système de représentations psychiques et toute action immédiate, émanant de la mère ou du médecin, s'inscrirait dans cette logique de la représentation mentale. Le vécu primaire de passivité, de dépendance et d'assuétude est réactualisé subitement par les symptômes somatiques, les soins et les investigations.

Le SMPP renvoie , en ce qui concerne l'enfant victime, à la notion d'étayage idéal avec la « mère suffisamment bonne » (93) : ici la mère est « trop bonne » parce que trop anticipatrice, maîtrisant tout et connaissant seule les réponses aux énigmes qu'elle suscite. Ce comportement maternel est fréquemment sous-tendu par une dépression maternelle qui entrave le processus d'autonomie de l'enfant. Il s'agit d'un système envahissant de mise en invalidité . L'enfant a conscience que ce n'est pas la faute de sa mère et qu'il est là en soutien... Par identification projective, la mère, refusant de mentaliser l'ambivalence de toute relation mère-enfant, vit l'enfant et sa pensée comme une menace. C'est là que se trouve toute la morbidité psychologique de l'enfant qui n'est plus sujet mais objet maîtrisé ; séduit et complice , en situation d'emprise , l'enfant glisse vers l'aliénation sous l'emprise de sa pathologie corporelle (prolongement du corps maternel) et plie sous l'amour affiché de cette « mère exemplaire ». L'enfant ne peut pas recourir au père qui ne voit rien. Nous pouvons soutenir l'hypothèse que l'indépendance n'est pas possible pour l'enfant sous le joug de la passivité et de l'assuétude. Seule l'instance symbolique de la Loi aidera le père à reprendre sa place lors du diagnostic du SMPP.

L'enfant vit dans un paradoxe morbide: « **être seul** est impossible » car l'enfant est le gardien de l'intégrité psychique maternelle et « **être ensemble** est obligatoire mais dangereux » car l'enfant sacrifié est l'objet de maîtrise par délégation expiatoire des fautes commises par les propres parents de la mère.

L'enfant se trouve donc dans le rôle de médiateur de conflits intrapsychiques maternels grâce à la **délégation** (procuration). Leur relations sont de type **symbiotique**; il est envahi par la mère dont il est complice dans la collusion du déni, dans la répression de son expression voire dans ses capacités propres de représentation. Dans le SMPP, non seulement la mère pose un **interdit d'autonomie** (dépendance toujours signifiée par les symptômes et les soins) mais elle **pervertit le désir d'autonomie** par la confusion qu'elle induit (relation au médecin fausse d'emblée puisque la mère garde la maîtrise des symptômes).

F - Le médecin, spectateur et acteur:

Comme dans le Syndrome de Munchausen (SM), une caractéristique du SMPP réside dans la manipulation et l'imposture de la relation médecin-patient, sauf que par le biais de la procuration le registre masochiste du patient atteint de SM est remplacé par le registre sadique de la mère inductrice de SMPP sur son enfant.

Le médecin est posé dès le départ en spectateur et même en acteur car dans la forme la plus pure de manipulation de la vérité (fausses allégations uniquement), la mère n'agit pas directement sur le corps de l'enfant mais fait en sorte que le médecin le fasse, le rendant lui-même maltraitant physiquement et ainsi complice (relation mère-médecin de type perverse). Il s'agit donc d'une maltraitance d'origine maternelle comme pour les suicides altruistes sauf qu'ici un médecin est utilisé : son rôle imposé est celui d'un père sadique.

Ces relations pathologiques patient-médecin sont rendues possibles par le rôle tout-puissant, idéalisé et ritualisé de la médecine, concevant la fonction du médecin comme celle d'un technicien devant trouver réponse à une énigme médicale. Or ici la question se situe du côté des sciences humaines. La relation est d'emblée fausse puisque le médecin est la projection des imago parentales de la mère (mère archaïque qu'il faut séduire et père tout-puissant qu'il faut attaquer et disqualifier). Pour Binet (15) [les médecins sont le support de la mégalomanie parentale projetée, ou des persécuteurs. La pulsion d'emprise parentale se résout brutalement par l'abandon de l'enfant au corps médical. Le médecin devient une sorte de père symbolique, comme un relai du père biologique souvent endeuillé. Le message adressé au médecin serait : « faites ce que vous voulez à mon enfant mais ne me délaissez pas .» Il s'agit donc de lutter contre la terreur de l'abandon, ou d'un rapprochement trop excitant à l'aune des confidences. Alors, la mère se joue allègrement du pédiatre, contrôle ses réactions, le dévalue en le rendant confus. Elle doit se faire reconnaître comme puissante, tout en continuant à se venger malgré le risque d'être démasquée et parfois même au prix de la vie de son enfant.]

Le soin médical s'accompagne du déni plus ou moins constant de la violence qu'il impose à l'enfant et de la soumission qu'il lui demande. Mais dans le SMPP, cette violence se manifeste du fait même de l'absence d'objet qui viendrait la justifier. Le déni et la falsification de la mère viennent faire éclater au grand jour cette vérité qu'on ne lui a pas reconnue : la médecine est violente. Pendant que l'œil du médecin reste capté par le symptôme, objet de son intérêt, la mère-Judas lui tient un double discours : elle provoque et demande réparation, établissant une relation singulière de vie et de mort.

Dans l'aspect du corps attaqué de l'enfant, de quel corps s'agit-il ? Corps de la mère, de sa propre mère, du père, des hommes en général ? Du coup, le corps de l'enfant est sacrifié sur l'autel du savoir médical en même temps qu'il permet à la mère l'expiation de faute par rapport à ses propres parents. Il n'existe pas souvent de dimension anxieuse lors des passages à l'acte. Ces mères trouvent souvent ici une jouissance très importante là où la plupart des mères seraient atterrées. La rupture de la relation idéalisée au médecin représente un danger véritable, ainsi toute confrontation à l'acte est une effraction du système psychique de la mère (activant dans 85% un déni, dont le passage à l'acte résulte en une fuite, et seulement dans 15 % des cas une reconnaissance des faits (48)).

Comme Médée qui offre ses enfants qu'elle a tués à son mari qui l'a trahie, la mère vient donner en pâture à la médecine sa propre chair.

Nous nous demandons quelle fraction d'appel à l'aide se trouve incluse dans la relation de cette mère au médecin : demande-t-elle à cet autre qu'il occupe la fonction tierce ici vacante du père symbolique, s'interposant entre elle et son enfant pour lui permettre d'être mère, non plus toute-puissante, mais mère au regard du désir d'un autre ?

Reste que, pour le pédiatre comme pour le psychiatre, la nécessité d'analyser son contre-transfert s'impose.

VI : CONCLUSION

Un syndrome d'actualité :

Le syndrome de Münchhausen par procuration défraie la chronique depuis quelques années. Il met au devant de la scène une forme de maltraitance exceptionnelle (environ 250 cas rapportés par les pédiatres depuis 1977) mais grave (10% de mortalité). Il s'agit d'un syndrome *complexe*, notamment par le nombre d'intervenants impliqués au-delà de la relation triangulaire mère-enfant-médecin. Il est généralement qualifié de *fascinant* : en effet, l'image offerte d'une mère dévouée et inquiète masque celle d'une mère agressant sans remords et avec acharnement le corps de son enfant. Cette fascination doit être replacée dans le fonctionnement psychique clivé de la mère inductrice de SMPP et dans la difficulté radicale à penser l'ambivalence normale des sentiments maternels.

L'engouement que génère ce syndrome est aussi dû aux thèmes à la mode qu'il effleure : responsabilisation des passages à l'acte, protection de l'enfance maltraitée et abus sexuels.

Un syndrome actuel :

Cousin germain du syndrome de Münchhausen décrit en 1951, le syndrome de Münchhausen par procuration n'est entré que récemment dans la littérature médicale, lorsque Roy Meadow décrit les 2 premiers cas cliniques en 1977. Par la suite, les deux principales contributions ont été la classification du syndrome selon le comportement du parent inducteur (chercheur d'aide, « doctor addict » et inducteur actif) par Libow et Schreier en 1986 puis la revue de la littérature de D.A. Rosenberg en 1987 regroupant 117 cas.

Un syndrome actualisé :

Depuis une dizaine d'années des formes cliniques particulières sont mises en évidence. La forme appelée « contemporaine » par D.C.Rand met en scène des fausses allégations d'abus sexuels au lieu des symptômes pédiatriques de la forme classique du syndrome. Le SMPP quitte alors l'exclusivité de la sphère médicale pour rejoindre la sphère socio-judiciaire. La reconnaissance de cette forme n'est pas évidente d'emblée et nous espérons que ce travail aura permis de la faire connaître.

Un syndrome portant sur les actes d'une mère :

La mère qui produit de fausses allégations et induit des troubles factices questionne le psychiatre sur sa psychopathologie. Les mécanismes de défense à l'œuvre sont en rapport avec une pathologie du narcissisme, des identifications oscillantes entre agresseur-agressé, un vécu abandonnique, le tout pouvant faire évoquer une structure psychotique ou une personnalité « limite ». Les relations de la mère à son enfant et au médecin sont aussi marquées par des comportements pervers (perversion de la relation au corps et perversion de la demande d'aide médicale) qui pourrait trouver son origine dans un traumatisme infantile médical et/ou certains types particuliers de carence. Les relations mère-enfant sont de type fusionnelles et l'enfant est utilisé comme médiateur de conflits intrapsychiques (par procuration).

Un syndrome à réactualiser :

L'examen systématique de la littérature auquel nous avons procédé et l'analyse des formes contemporaines que nous y avons adjointes nous ont conduit à éclairer certains mécanismes communs à toutes les formes de SMPP et formuler plusieurs hypothèses psychopathologiques.

Des zones d'ombre importantes toutefois demeurent : mieux connaître ce syndrome nécessite des recherches systématiques permettant l'analyse psychiatrique des cas « pédiatriques » et « judiciaires », auxquelles pourrait contribuer la création d'un centre national de référence.

VII : BIBLIOGRAPHIE

1. ACKERMAN NB, STROBEL JR and CT
Polle syndrome: chronic diarrhea in Munchausen's child
Gastroenterology, 1981 , 81 (6) , 1140-1142

2. AMERICAN PSYCHIATRIC ASSOCIATION
DSM-IV. Critères diagnostiques (Washington DC, 1994)
Paris : Masson , 1996

3. ANONYME
Meadow and Munchausen
Lancet, 1983 , 1 (8322), 456

4. ABSOLUT DE LA GASTINE G, PENNIELLO MJ, LE TREUST M, GRUJARD D, GUILLOIS B
Lithiase urinaire et syndrome de Münchausen
Arch Pédiatr , 1998 , 5 (5) , 517-520

5. ASHER R
Munchausen's syndrome
Lancet, 1951, 1, 339-341

6. BADINTER E
L'amour en plus : histoire de l'amour maternel XVII-XXième siècle
Paris : Flammarion, 1982
(Champs)

7. BALIER C
Psychanalyse des comportements violents, 2e éd
Paris : PUF, 1993, p 41-60

(Le fil rouge)

8. BALMARY M
Le sacrifice interdit, Freud et la Bible
Paris : Grasset, 1986 , p 181-287

9. BARKER LH, HOWELL RJ
Munchausen syndrome by proxy in false allegations of child sexual abuse : legal implications
Bull Am Acad Psychiatry Law, 1994 , 22 (4) , 499-510

10. BERGERET J
Les états-limites et leurs aménagements
In : psychologie pathologique
Paris : Masson, 1986 , p 193-210

11. BERGERET J, REID W et al
Narcissisme et états-limites
Paris : Dunod, 1999 , p 28-35

12. BERGERET J
La violence et la vie : la face cachée de l'oedipe
Paris : Payot, 1994
(Bibliothèque scientifique Payot)

13. BERTHIER M, ORIOT D, GINIES JL, LIMAL JM
Syndrome de Munchausen par procuration. Niveau de responsabilité maternelle et prise en charge
Arch Pédiatr, 1996 , 3 (10) , 1048-1049

14. BHUGRA D
Psychiatric Munchausen's syndrome
Acta psychiatr scand, 1988 , 77 (5) , 497-503

15. BINET E

Le syndrome de Münchhausen par procuration : une nouvelle forme de dysparentalité transgénérationnelle
Devenir, 2001, 13 (2) , 29-39

16. BINET E, WEIGEL B, DANON G, LE NESTOUR A
Le syndrome de Münchhausen par procuration. Essai de compréhension psychopathologique
Psychiatr enf, 2000 , 43 (1), 55-108

17. BOCQUET N, BOILEAU P, CASTANET M, GAUTIER I, LAMBOLEY G, RICHARD E, DE TOURNEMIRE RJM
Le syndrome de Munchausen par procuration
Arch Pédiatr, 1997 , 4 (8) , 770-778

18. BOUDEN A, KREBS MO, LOO H, OLIE JP
Le syndrome de Münchhausen par procuration : un défi à la médecine
Presse Méd, 1996 , 25 (12) , 567-569

19. BRIAND E
Le syndrome de Munchausen par procuration touche aussi certains journalistes
Arch Pediatr, 2000, 7 (5) , 567-568

20. BRIERE J
Child abuse trauma : theory and treatment of the lasting effects
Newbury Park : Sage Publications, 1992 , p 1-15

21. BURMAN D , STEVENS D
Munchausen family
Lancet, 1977 , 2 (8035) , 456

22. CHAMBONET JY
Assimilation culturelle et symptômes factices
Encéphale, 1998, 24 (2) , 151-155

23. CHAPMAN JS

Peregrinating problem patients - Munchausen's syndrome
JAMA, 1957, 165 (31) : 927-933

24. CONTAMIN E, ABBOU H
Le syndrome de Munchausen par procuration. Revue de la littérature - à propos d'un cas clinique
Med Infant, 1990, 97 (7), 507-513

25. CORRAZE J
« de l'hystérie aux pathomimies, psychopathologie des simulateurs »
Paris : Dunod, 1976
(Psychismes)

26. DAYAN J
Psychopathologie de la périnatalité
Paris : Masson, 1999
(Les âges de la vie)

27. DIEULAFOY G
Pathomimie
Presse Med, 1908, 16 (47), 369-312

28. DINE MS
Tranquilizer poisonning : an example of child abuse
Pediatrics, 1965, 36 (5), 782-785

29. DONABEDIAN D
Souffrance psychique des parents et sévices corporels sur enfants. Psychopathologie des parents maltraitants et des enfants battus
Information Psychiatrique, 1983, 59 (5), 701-714

30. EMINSON DM, POSTLETHWIATE RJ
Factitious illness : recognition and management
Arch Dis Child, 1992, 67 (12), 1510-1516

31. FERENCZI S
Journal clinique
Paris : Payot, 1985

32. EPELBAUM C
Maltraitance et sévices à enfant (hors abus sexuels)
Encycl Méd Chir , Psychiatrie, 37-204-H-15, 1999

33. FREUD S
« un enfant est battu ». Contribution à la connaissance de la genèse des perversions sexuelles (1919)
In : Névrose, Psychose et perversion
Paris : PUF, 1973 , p 219-244

34. FREUD S
La perte de la réalité dans la névrose et dans la psychose (1924)
In : Névrose, Psychose et perversion
Paris : PUF, 1973 , p 299-303

35. FREUD S
Le clivage du Moi dans le processus de défense (1938)
In : Résultats, idées, problèmes
Paris : PUF, 1987 , tome 2 , p283 -286

36. FREUD S
Au delà du principe de plaisir (1920)
In : Essais de psychanalyse
Paris , Payot, 1970 , p 7-81

37. GARDEL B
Le syndrome de Münchausen par Procuration (SMPP)
Forensic, 1996, (12), 32-38

38. GARNIER M, DELAMARE V, DELAMARE J, et al
Dictionnaire des termes de médecine, 24ᵉ éd
Paris : Maloine, 1995

39. GAUTIER T fils

Aventures du baron de Münchhausen

Paris : Hachette, 1997

(Le livre de poche Jeunesse)

40. GINIES JL, GOULET O, CHAMPION G, LARCHET M, GRANRY JC, COUPRIS L, FEKETE C, RICOUR C, LIMAL JM

Syndrome de Munchausen par procuration et pseudo-obstruction intestinale chronique

Arch. Fr. Pediatr. , 1989 , 46 (4) , 267-269

41. GINIES JL, HAMON A, GRANRY JC, RICOUR C, LIMAL JM

Une forme particulière de sévices à enfant . Le syndrome de Munchausen par procuration

Concours Méd,1992 , 114 (1) : 31-33

42. GINIES JL, CASCARIGNY F, BOUYGUES D, LIMAL JM

Syndrome de Munchausen par procuration : suite [lettre]

Arch Pédiatr, 1996 , 3 (10) , 193

43. GOLBERINE G

Reportage « Meurtrières par amour »

In : Envoyé spécial , émission diffusé sur France 2 le 18 novembre 1999

44. GOLSE B

Dépendance et autonomie de l'enfant atteint de maladie chronique (par rapport aux symptômes, aux médicaments et aux soignants)

Neuropsychiatr Enfance Adolesc, 1990 , 38 (4-5) , 289-296

45. GRIFFITH J

The family systems of Munchausen syndrome by proxy

Fam Process, 1988 , 27 (4) , 423-437

46. GUEDJ MJ

Le syndrome de Munchausen par procuration
Nervure, 1989 , 2 (3) , 37-40

47. GUNTER M
Induction, identification or folie a deux ? Psychodynamics and genesis of Munchausen syndrome by proxy and false allegations of sexual abuse in adolescents
Med Law, 1998 , 17 (3) , 359-379

48. HATIER Christophe
Du syndrome de Munchausen par procuration : Assuétude ou attachement ?
Th : Méd : Clermont-Ferrand I : 1996 ; 96CLF1MS19

49. HERREMAN G, NOLLET D, GALEZOWSKI N
Troubles factices et médecine interne
Ann Psychiatr, 1991 , 6 (1) , 35-39

50. IONESCU S , JACQUET MM, LHOTE C
Les mécanismes de défense : théorie et clinique
Paris : Nathan, 2001

51. ISRAEL L
Le médecin face au malade
Bruxelles : C.Dessart , 1968

52. JONES DP
Commentary : Munchausen syndrome by proxy : is expansion justified ?
Child Abuse Negl, 1996 , 20 (10) , 983-984

53. JONQUET T
Moloch
Paris : Gallimard,, 1998
(Série noire)

54. KERNBERG O
Les troubles limites de la personnalité
Toulouse : Privat , 1979

55. KLEIN M
La psychanalyse des enfants (1932)
Paris : PUF, 1975

56. KLEIN M
La criminalité.
In : Essais de psychanalyse
Paris : Payot, 1968 , p 307-310

57. KREBS MO, BOUDEN A, LOO H, et al
Le syndrome de Münchhausen par procuration entre deux adultes
Presse Méd, 1996 , 25 (12) , 583-586

58. LAZORITZ S
Munchausen by proxy or Meadow's syndrome ?
Lancet, 1987 , 2 (8559) , 631

59. LIBOW JA, SCHREIER HA
Three forms of factitious illness in children
Am J Orthopsychiatry, 1986 , 56 (4) , 602-611

60. LUCIEN
Histoire véridique
Dans : Romans grecs et latins
Paris : Gallimard, 1958
(Bibliothèque de la pléiade)

61. MAHIEUX F, ROULLET E, FENELON G, AMARENCO P, GUILLARD A, MARTEAU R
Le syndrome de Münchhausen (étude de 8 cas à expression neurologique)
Rev Neurol, 1991, 147 (8-9) , 557-565

62. MARCELLI D
Enfance et psychopathologie, 6e éd.
Paris : Masson, 1999, p34-40
(Les âges de la vie)

63. MARTY P
La psychosomatique de l'adulte
Paris : PUF, 1990
(Que sais-je ; 1850)

64. MAZET P, HOUZEL D
Psychiatrie de l'enfant et de l'adolescent
Paris : Maloine, 1999 , p 49

65. Mc GUIRE TL, FELDMAN KW
Psychologic morbidity of children subjected to Munchausen syndrome by proxy
Pediatrics, 1989 , 83 (2) , 289-292

66. MEADOW R
Munchausen syndrome by proxy : the hinterland of child abuse
Lancet, 1977 , 2 (8033) , 343-345

67. MEADOW R
Munchausen syndrome by proxy and pseudo-epilepsy
Arch Dis Child, 1982 , 57 (10) , 811-812

68. MEADOW R
Munchausen syndrome by proxy
Arch Dis Child, 1982 , 57 (2) , 92-98

69. MEADOW R, LENNERT T
Munchausen syndrome by proxy or Polle syndrome : wich term is correct ?
Pediatrics, 1984 , 74 (4) , 554-556

70. MEADOW R
Factious epilepsy
Lancet, 1984 , 2 (8393), 25-28

71. MEADOW R
Munchausen syndrome by proxy and brain damage

Dev Med Child Neurol, 1984, 26 (5), 669-676

72. MEADOW R
Management of Munchausen by proxy
Arch Dis Child, 1985, 60 (4), 385-393

73. MEADOW R
Video recording and child abuse
Br Med J, 1987, 294 (6588), 1629-1630

74. MEADOW R
Reccurent cot death and suffocation
Arch Dis Child, 1989, 64 (1), 179-180

75. MEADOW R
ABC of child abuse : Munchausen syndrome by proxy
Br Med J, 1989, 299 (6693), 248-250

76. MEADOW R
Not so sudden infant death
Arch Dis Child, 1989, 64 (1), 216-217

77. MEADOW R
Munchausen syndrome by proxy : Letters to the editor
Child Abuse Negl, 1990, 14 (2), 289-290

78. MEADOW R
Suffocation, recurrent apnea and sudden infant death
J Pediatr, 1990, 117 (3), 351-357

79. MEADOW R
Non accidental salt poisoning
Arch Dis Child, 1993, 68 (4), 448-452

80. MEADOW R

False allegations of abuse and Munchausen by proxy
Arch Dis Child, 1993, 68 (4), 444-447

81. MEADOW R
Munchausen syndrome by proxy abuse perpetrated by men
Arch Dis Child, 1998, 78 (3), 210-216

82. MONEY J
Paleodigms and paleodigmatics : a new theoretical construct applicable to Munchausen's syndrome by proxy, child-abuse, dwarfism, paraphilias, anorexia nervosia and other syndromes
Am J Psychother, 1989, 43 (1), 15-24

83. NAKASHIMA II, ZAKUS GE
Incest : review and clinical experience
Pediatrics, 1977, 60 (5), 696-701

84. NELEKIAN B
Syndrome de Münchhausen par procuration
Encycl Méd Chir, Pédiatrie, 4126-A-10, 1983

85. RACCOUCHOT J
Pathomimie, Dieulafoy et le syndrome de Munchhausen
Presse Méd, 1962, 70 (23), 1171-1173

86. RAND DC
Munchausen syndrome by proxy : integration of classic and contemporary types
Issues in Child Abuse Accusations, 1990, 2 (2), 83-89

87. RAND DC
Munchausen syndrome by proxy : a complex type of emotional abuse responsible for some false allegations of child abuse
Issues in Child Abuse Accusations, 1993, 5 (3), 135-155

88. RAPHAEL AM, RAPHAEL S, GOLBERINE G

Le syndrome de Munchausen par procuration : infanticides sous surveillance médicale
Sciences et Avenir, 1999, 634 : 50-63

89. RESNICK Ph J
Child murder by parents : a psychiatric review of filicide
Am J Pschiatry, 1969, 126 (3), 325-334

90. ROSENBERG DA
Web of deceit : a literature review of Munchausen Syndrome By Proxy
Child abuse and neglect, 1987, 11 (4), 547-563

91. SCHREIER HA
Repeated false allegations of sexual abuse presenting to sheriffs : when is it Munchausen by proxy ?
Child Abuse Negl, 1996, 20 (10), 985-991

92. SIGAL M, GELKOPF M, MEADOW R
Munchausen by proxy syndrome : the triad of abuse, self-abuse, and deception
Compr Psychiatry, 1989, 30 (6), 527-533

93. WINNICOTT DW
Jeu et réalité. L'espace potentiel
Paris : Gallimard, 1975, p 153-162

94. WINNICOTT DW
De la pédiatrie à la psychanalyse - la préoccupation maternelle primaire
Paris : Payot, 1978, p 168-174
(Petite bibliothèque)

95. ZITELLI BJ, SELTMAN MF, SHANNON RM
Munchausen's syndrome by proxy and its professional participants
AJDC, 1987, 141 (10), 1099-1102

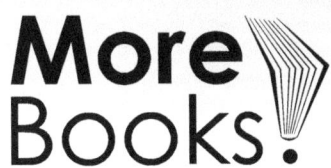

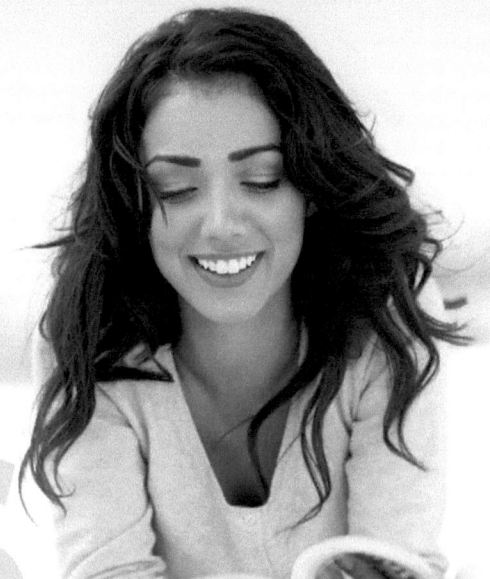

Oui, je veux morebooks!

I want morebooks!

Buy your books fast and straightforward online - at one of the world's fastest growing online book stores! Environmentally sound due to Print-on-Demand technologies.

Buy your books online at

www.get-morebooks.com

Achetez vos livres en ligne, vite et bien, sur l'une des librairies en ligne les plus performantes au monde!
En protégeant nos ressources et notre environnement grâce à l'impression à la demande.

La librairie en ligne pour acheter plus vite

www.morebooks.fr

VDM Verlagsservicegesellschaft mbH
Heinrich-Böcking-Str. 6-8   Telefax: +49 681 93 81 567-9   info@vdm-vsg.de
D - 66121 Saarbrücken   www.vdm-vsg.de

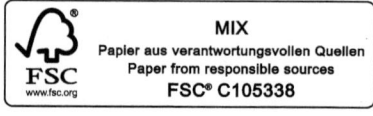

Printed by Books on Demand GmbH, Norderstedt / Germany